BABY DANCER

STEFANY
NEVES

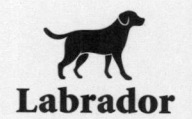

Labrador

BABY DANCER

uma jornada de dor, fé e renascimento

© Stefany Neves, 2025
Todos os direitos desta edição reservados à Editora Labrador.

Coordenação editorial Pamela J. Oliveira
Assistência editorial Vanessa Nagayoshi, Leticia Oliveira
Direção de arte e capa Amanda Chagas
Projeto gráfico e diagramação Vinicius Torquato
Preparação de texto Gleyce F. de Matos
Revisão Jaqueline Corrêa
Imagens de miolo Acervo pessoal

Dados Internacionais de Catalogação na Publicação (CIP)
Jéssica de Oliveira Molinari - CRB-8/9852

Neves, Stefany
   Baby Dancer: uma jornada de dor, fé e renascimento / Stefany Neves. São Paulo : Labrador, 2025.
   176 p.

   ISBN 978-65-5625-917-8

   1. Neves, Stefany – Autobiografia 2. Artistas circenses 3. Acidente de trabalho 4. Superação I. Título

25-2795   CDD 920.72

Índice para catálogo sistemático:
1. Neves, Stefany – Autobiografia

Labrador

Diretor-geral Daniel Pinsky
Rua Dr. José Elias, 520, sala 1
Alto da Lapa | 05083-030 | São Paulo | SP
contato@editoralabrador.com.br | (11) 3641-7446
editoralabrador.com.br

A reprodução de qualquer parte desta obra é ilegal e configura uma apropriação indevida dos direitos intelectuais e patrimoniais da autora. A editora não é responsável pelo conteúdo deste livro. A autora conhece os fatos narrados, pelos quais é responsável, assim como se responsabiliza pelos juízos emitidos.

Dedico este livro àqueles que me seguraram quando tudo parecia desabar, que acreditaram em mim mesmo quando eu duvidei.

À minha mãe, que desde que soube que eu viria ao mundo, lutou pela minha existência e foi uma verdadeira fortaleza em momentos que pensei que nem vida mais eu teria. Que foi a base para que este livro fosse escrito através de suas memórias registradas com tanto carinho mas também com tanta dor, em meio aos dias sofridos num quarto gelado de hospital, vendo sua própria filha fadada à morte.

Ao meu pai, que desde sempre foi meu exemplo de força e que não mediu esforços para ser apoio para mim e minha mãe, se colocando em vulnerabilidade total para fazer o que fosse preciso a fim de que ficássemos de pé e continuássemos a lutar.

Aos meus irmãos, cunhados e sobrinhos, que são a base da minha força. Ao amor da minha vida, Ernesto. À minha companheira de quatro patas, Luna, que ilumina meus dias.

Aos amigos que torceram por mim, que me apoiaram e me incentivaram. À cada pessoa que compartilhou sua história comigo, que me permitiu ouvir, lembrar e aprender sobre mim mesma.

Às sete colegas que sofreram comigo neste capítulo da vida que poderia ter sido um pesadelo mas acabou se tornando o lembrete de que estar vivo é de fato uma dádiva.

Aos incontáveis profissionais da saúde — que nem ouso nomear aqui pois não me perdoaria se esquecesse de alguém —, que cuidaram de mim com dedicação e amor, que me ajudaram a encontrar o caminho da cura sempre com empatia, acolhimento e determinação.

E, acima de tudo, à Stefany, que resistiu — que se recusou a desistir. À menina que caiu, mas não se permitiu ficar no chão. Que este livro seja um testemunho de que a vida é possível, mesmo após o quase partir.

Que estas palavras carreguem esperança para quem caminha com cicatrizes visíveis ou invisíveis. Que encontrem aqui um motivo para continuar. Para acreditar que a dor pode se transformar em milagre.

Sumário

Prefácio de Renata Ceribelli 9

Prefácio de Paul Edward Parker 12

Prólogo 15

Capítulo 1 19
Onde está a sua fé?

Capítulo 2 24
O último show

Capítulo 3 37
Ela realmente tinha vocação para o balé

Capítulo 4 49
A dor significa que você está viva

Capítulo 5 71
Grande demais para dançar

Capítulo 6 87
Quem mandou fazer coisa arriscada?

Capítulo 7 96
O maior espetáculo do mundo

Capítulo 8 105
A fé é o que aparece quando tudo está perdido

Capítulo 9 117
São os aplausos

Capítulo 10 131
Vamos para casa, filha

Capítulo 11 144
Antes que a cortina se feche

Prefácio
Renata Ceribelli

Este livro nasce de um silêncio que durou dez anos. Um silêncio marcado por dor, superação, transformações físicas e emocionais profundas.

Stefany Neves tinha apenas 17 anos quando deixou o Brasil, a família, os amigos e embarcou para os Estados Unidos em busca de um sonho: viver de sua arte.

Bailarina e acrobata, ela passou a morar em um trem e viajar pelo país para se apresentar com outros artistas no lendário Ringling Bros., um dos circos mais famosos do mundo.

Rapidamente ela se destacou e foi chamada para participar de um dos números mais desafiadores da companhia, conhecido como Candelabro Humano, onde oito acrobatas ficavam penduradas pelos cabelos a uma altura de 12 metros.

Normalmente, quando as cortinas se abriam a plateia já começava aplaudir a beleza e ousadia daquilo que via. Mas naquele dia 4 de maio de 2014 foi diferente. O que se ouviu foram gritos de horror e pedidos de socorro vindos de todos os lados.

O Candelabro Humano desabou. Em menos de 3 segundos as artistas estavam no chão, com toda a estrutura pesada sobre elas.

Na época, eu era correspondente da Tv Globo nos Estados Unidos. Lembro bem do impacto quando as imagens da tragédia começaram a correr o mundo. A informação que tínhamos era de que três das oito acrobatas feridas eram brasileiras e que uma delas estava entre a vida e a morte. Era Stefany Neves.

Viajei de Nova Iorque para Providence, Rhode Island, onde o acidente aconteceu. Em um primeiro momento, as informações vinham apenas por boletins médicos. A companhia de circo mantinha as vítimas e seus familiares longe da imprensa.

Foram semanas tentando um contato com a família de Stefany para uma entrevista que detalhasse aquele drama que estavam vivendo.

Eu sou mãe de um artista circense. E queria muito falar com a mãe de Stefany, porque as informações sobre o estado de saúde dela eram desencontradas. Fiz plantão em porta de hospital, de hotel, tentei contato com amigos mais próximos da família, tentei de todas as maneiras, mas o momento era muito delicado. Não consegui.

Mas a história me atravessou, ficou comigo.

Dez anos depois, nos encontramos para uma conversa. E não foi para relembrar do acidente. Foi para contar pela primeira vez aquilo que ninguém viu. As dores silenciosas, as quedas invisíveis, os dias em que o corpo não obedecia, os momentos em que a vontade de viver foi colocada à prova. E, principalmente, o que ela construiu a partir disso.

Impossível não se emocionar diante de sua luta. Stefany sofreu múltiplas fraturas, paradas cardíacas, infecções, chegou a pesar 26 quilos. Passou por cirurgias, dores, uma luta longa e diária para recuperar o corpo, a autoestima e uma nova identidade fora dos palcos.

Stefany não escreve para reviver o trauma, mas para ressignificá-lo como alguém que finalmente encontrou a paz para falar. E é difícil não se emocionar com a mulher forte que emergiu da menina sonhadora.

Este livro nos convida a olhar para nossos próprios "destroços" e se perguntar: o que ainda pode florescer daqui? Uma provocação para despertar nossa coragem e seguir em frente na busca pela felicidade.

Stefany não voltou ao picadeiro. Mas ela voltou à vida.

O que você vai ler nas próximas páginas é mais do que um testemunho. É um manifesto de resistência.

Renata Ceribelli
Jornalista e apresentadora de televisão brasileira.

Prefácio
Paul Edward Parker

Stefany Neves repete a expressão "meninas-milagre" para descrever ela mesma e as outras integrantes de seu grupo de acrobacia *hair-hanging*, que quase perderam a vida quando o equipamento cedeu e elas despencaram durante uma apresentação no circo Ringling Bros. and Barnum & Bailey, em Providence, Rhode Island, no dia 4 de maio de 2014.

Mas a verdade é que essas oito jovens corajosas já eram milagres antes mesmo do público começar a usar essa expressão – e muito antes de Stefany escrever este livro.

Naquele domingo, escalado para cobrir as notícias de última hora para o *The Porvidence Journal*, eu estava do outro lado da rua do prédio onde o circo se apresentava. De repente, a rádio da polícia começou a chiar em nossa redação, chamando ambulâncias para socorrer um "acidente com vítimas em massa". Corri para ver o que havia acontecido.

Fui surpreendido por uma multidão saindo às pressas pela entrada do prédio. Enquanto isso, ambulâncias partiam, uma a uma, pelos fundos, levando Stefany e suas colegas bailarinas para o Hospital de Rhode Island. Escrevi uma matéria rapidamente – a primeira de várias que o nosso jornal publicaria sobre o acidente e a batalha judicial que se seguiu.

Sete anos depois que suas vidas mudaram em um instante, precisei ter longas conversas com três das "meninas-milagre" para escrever uma reportagem de capa do nosso jornal de domingo, a mais importante da semana – uma matéria que ocupou quatro páginas. Conversamos sobre os dias que antecederam o acidente e sobre aquela manhã que daria início a um espetáculo trágico. Elas compartilharam suas lutas nas semanas e meses – até anos – que se seguiram.

Mas agora que eu li este livro, percebo que jamais conseguiria capturar essa história com a profundidade com que Stefany fez. *Baby Dancer* é muito mais do que um relato de um acidente de circo. *Baby Dancer* é como ter uma conversa íntima com seus amigos mais próximos, explorando os segredos mais profundos da vida: o quanto você está disposto a se sacrificar por um sonho? Para onde vai o amor quando tudo está perdido? Como se reerguer do inimaginável? Como é morrer?

Embora o livro ofereça uma visão profundamente pessoal sobre fazer parte de um grupo de acrobatas de hair-hanging e como foi despencar do alto da arena, ficar estilhaçada no chão e lutar pela vida nos momentos, dias e meses seguintes, *Baby Dancer* vai muito além da história de um acidente circense.

Stefany compartilha suas lutas como uma jovem garota no mundo altamente competitivo do balé e conta como seu sonho de ser uma dançaria a levou, quase por acaso, à vida no circo, viajando de cidade em cidade de trem, convivendo com suas colegas artistas e com os animais que encantavam a plateia.

Stefany conta sua história não só através de suas palavras, mas dos olhos de outros artistas do circo, bailarinos e familiares, que lidaram com suas próprias lutas.

Esta história vibrante e comovente acompanha Stefany desde o milagre de vir ao mundo – os médicos disseram à sua mãe que seu nascimento não seria possível – até o milagre de ter sobrevivido ao acidente. De ter construído uma vida que valesse a pena ser vivida depois de tudo.

Paul Edward Parker
Repórter do The Providence Journal.

Prólogo

Tudo muda em um segundo.

Eu sempre ouvi essa frase, mas só a compreendi plenamente no dia em que me vi debaixo das luzes brilhantes do circo, rodeada por aplausos, sons de surpresa e susto. Era um dia comum para mim, fazendo o que nasci para fazer: usar toda a energia e vitalidade do meu corpo para entregar uma performance de cair o queixo.

Esta era a magia do meu trabalho: dar ao público uma visão de coisas que nunca tinham imaginado ser possíveis; fazê-los acompanhar cada movimento meu com uma mistura de fascínio e ansiedade, encantar por meio das danças e acrobacias. Eu só tinha 19 anos e estava vivendo um grande sonho.

Em um piscar de olhos, o que deveria ser mais um show se transformou em uma cena de terror. Tudo ia de acordo com o planejado: eu estava pendurada pelos cabelos, com minhas colegas, no número conhecido como hair-hanging, uma espécie de candelabro humano que sempre tirava o fôlego da plateia.

No minuto seguinte, eu despertava com o som de berros cada vez mais altos. Minha cabeça pulava freneticamente de pensamento em pensamento: *Estou no chão. Isso é um pesadelo? Por que todo mundo está berrando?* E claro: *É um acidente.*

Abri os olhos e tentei gritar. Sem sucesso. Uma das outras meninas berrava de maneira estridente e era como se sua voz pinicasse meus ouvidos, servindo, ao mesmo tempo, como uma âncora para a realidade e uma sirene de alerta. Mesmo assim, eu caía no inconsciente e voltava, desmaiava e acordava, atordoada, e ainda sem a menor noção do que havia acontecido.

Um deslize, um erro mínimo e a minha vida nunca mais seria a mesma. Só que eu ainda não sabia disso. No chão, na correria, eu só sabia que estava viva, sem conseguir dimensionar a gravidade dos meus ferimentos.

Eu era praticamente uma criança quando abandonei uma vida protegida e confortável no Brasil para morar em um minúsculo dormitório dentro de um trem nos Estados Unidos, com elefantes, tigres e pessoas do mundo inteiro.

Eu, que vivia para o circo, para a magia e a adrenalina, me encontrava, então, à mercê de um novo tipo de espetáculo — um do qual eu jamais escolheria participar.

A história, porém, não começa nem termina com o acidente. Ela se inicia lá atrás, quando os médicos falaram para a minha mãe que ela correria sério risco de vida se levasse minha gestação adiante. Juntas, resistimos às mais improváveis batalhas.

Minha história é marcada por uma atração inexplicável pela dança, por momentos de rebeldia e surpresas espetaculares, por aplausos e derrotas. Minha mãe, que sempre me disse, com uma mistura de cansaço e admiração, "Stefany, essa sua vida daria um livro", tinha total razão, como sempre. Já passou da hora de registrar tudo, no mínimo para entreter quem for ler, mas, se eu for bem-sucedida nas minhas intenções, também para inspirar e ajudar quem está passando por uma situação extrema.

Fiz questão de contar essa história de forma não linear, para que você consiga compreender uma trajetória inteira dedicada à dança enquanto acompanha a minha batalha para me reconstruir. Também trouxe depoimentos de familiares e amigos, porque essa história não é só minha.

Tragédias são tragédias por sua magnitude, pela quantidade de pessoas que afetam, e, se formos sábios, nos permitimos aprender e crescer com elas.

Vou falar sobre como me apaixonei pelo circo, pelos aplausos e por um homem que se tornaria o meu maior parceiro. Você vai conhecer a minha lenta e dolorida recuperação — e a história sobre como o amor e a fé ajudaram a me reerguer.

Capítulo 1
Onde está a sua fé?

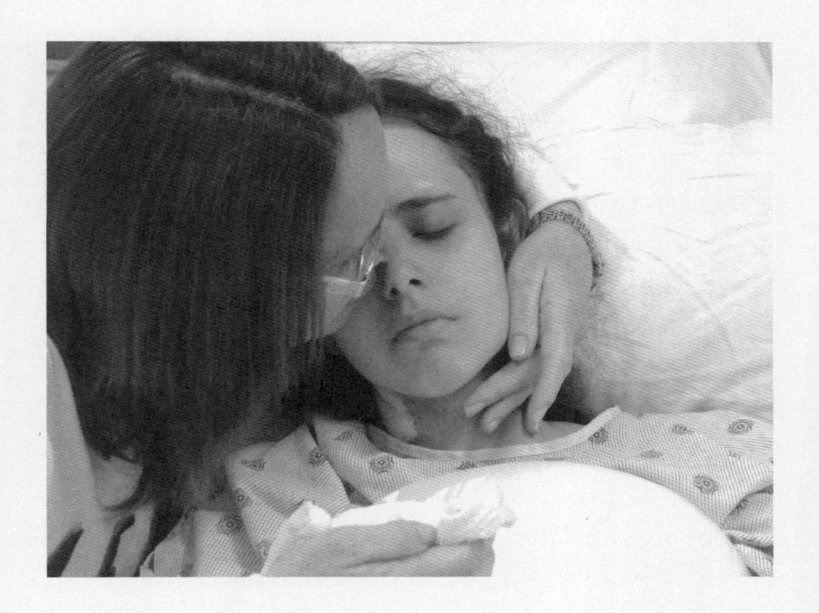

"Foi assustador!"

É assim que minha mãe explica o dia em que descobriu que eu crescia, havia três meses, na barriga dela. Imagine uma mulher com diversos problemas de saúde e dois filhos grandes — um de 15 anos e uma de 21 — ouvindo que, aos 40 anos, esperava mais uma criança.

Ela recebeu a notícia no sábado, véspera do Dia dos Pais, sendo que, apenas um dia antes, na sexta-feira, 12 de agosto de 1994, havia sido a missa de sétimo dia da minha avó paterna.

Elas eram bastante próximas. Minha mãe sempre diz que foi a filha que a sogra não tivera, e sua morte doía nela. Ela havia se dirigido àquela ultrassonografia sem pensar muito, com a intenção de descobrir qualquer coisa que explicasse as dores que sentia na coluna. Tempos antes, havia feito algumas cirurgias e o médico avisara: "gravidez, para você, nunca mais".

"Eu só não caí porque estava deitada", minha mãe, Eliane, recorda ao falar sobre aquele dia. A médica anunciou a gravidez e, por alguns instantes, ela não soube o que pensar e o que sentir.

Além dos problemas na coluna, ela já havia perdido dois bebês devido a uma incompatibilidade sanguínea com o meu pai, que acontece quando o corpo reage contra certas proteínas no sangue que são diferentes das suas. Minha mãe tem sangue Rh negativo, que pode desenvolver anticorpos contra o sangue Rh positivo do meu pai (e seu bebê), causando anemia no feto.

Uma de suas perdas gestacionais foi especialmente difícil, uma bebê com praticamente quatro meses. Ou seja, com uma família já formada, diversas contraindicações para uma gestação e uma recente perda na família, é seguro dizer que fui um choque para meus pais.

"Minha vontade foi de matar seu pai", minha mãe se diverte falando hoje, embora naquele sábado tivesse chorado o dia inteiro. Pensava em tudo o que podia dar errado, tinha medo de ter que viver outro luto e preocupava-se por todas as atividades contraindicadas que fizera naqueles últimos três meses — que incluíam carregar sua sogra quando teve um AVC em casa.

Então veio a sugestão dos médicos para que ela interrompesse aquela gravidez — sua quinta. Era o começo dos anos 1990, afinal, e eles se preocupavam com a saúde da minha mãe e a minha também. Muitas coisas foram ditas — algumas até contraditórias —, e minha mãe ficou perdida. "Essa criança não vai nascer com saúde" e "Essa criança não vai nascer perfeita...".

Olhando para trás, ela admite que a melhor coisa que aconteceu foi ter descoberto tão tarde. Preocupada comigo, como ela teria conseguido cuidar da minha avó em seus últimos dias, algo que exigia esforço físico e bastante resiliência emocional?

"Foi uma gravidez de seis meses", ela diz, porque, entre o momento em que descobriu, no dia 13 de agosto, e o dia do meu nascimento, 13 de fevereiro, foi exatamente o tempo que levou.

O seu quadro de preocupação e angústia terminou quando meu pai, Renato, encarou-a e perguntou:

— Onde está a sua fé?

Minha mãe sempre havia sido uma mulher de muita fé. Com esse questionamento do seu parceiro de vida, ela fez suas orações e decidiu: "Essa gravidez aconteceu por um motivo. Seja lá como vai nascer essa criança, é meu filho, e eu vou amá-lo e cuidar dele, porque é minha missão".

Um grande alívio cresceu no peito dela. Tudo ficou mais leve. Todos os amigos dos meus pais, nossos parentes e meus irmãos curtiram muito essa gravidez, o que tornou a experiência muito bonita para a minha mãe.

Ficou combinado que, se eu fosse menina, minha irmã escolheria meu nome e, se fosse menino, meu irmão teria a honra. Ela então escolheu Stefany, para homenagear minha avó recém-falecida, Estephania.

Minha mãe estava tão de bem com a vida quando chegou minha hora de nascer, que a seguinte conversa se deu quando a médica a examinou no final da gravidez, num sábado:

— Eliane, vamos para o hospital, porque a Stefany vai nascer hoje.

— Não posso — minha mãe respondeu.

— Como assim, não pode?

— Tem algumas coisas que eu preciso fazer primeiro.

— Você é louca.

— Regina, eu não vou. Ainda tenho que resolver algumas coisas antes.

— Então fecha as pernas, vai para casa e não abusa. Qualquer coisa me liga, porque vou ficar te aguardando.

Como eu estava pronta para nascer, a médica avisou que, no máximo na segunda-feira, às seis da manhã, minha mãe teria que ir ao hospital.

Era necessário ligar as trompas, portanto, teriam que fazer uma cesariana. Inclusive, essa esterilização deveria ter sido feita no nascimento do meu irmão, mas minha mãe teve complicações e os médicos não tiveram como fazer. Ainda bem.

As dificuldades ainda não tinham acabado: por conta do problema na coluna, ela não podia tomar a peridural, então precisou de anestesia geral para me dar à luz.

Quando ela acordou e me colocaram ao seu lado, pensou: *É real, ela é real*. Ela me achou linda, branquinha como uma bolinha de neve. *E perfeita*, disse.

"A primeira coisa que eu quis fazer foi desembrulhar", minha mãe comenta sobre esse momento. "Eu não podia imaginar que merecesse tanta graça de Deus. Eu não achava que fosse capaz de receber tanto."

Foi uma conexão imediata. Até hoje nós duas sabemos o que a outra está pensando e precisando. Às vezes, eu ligo para a minha mãe para falar de determinado assunto e ela diz: "Caramba, Stefany, eu ia te ligar para dizer isso agora". Essa nossa conexão nunca passou, nunca se enfraqueceu.

"O que uma pensa, a outra já está fazendo", diz ela. "É como se ela penetrasse na minha cabeça e eu na dela, uma sabe o que a outra quer, o que a outra está pensando."

Eu estava lá, ao contrário de todas as opiniões médicas e previsões. Se tem uma coisa que meus pais — e amigos, colegas de trabalho e irmãos — falam de mim é: "A Stefany é teimosa".

Ainda bem que sou. Nenhum de nós tinha ideia das provações que estavam por vir, mas uma certeza que tenho hoje é de que a minha teimosia — aliada à força e fé, minha e da minha família — foi o que me possibilitou sobreviver a tudo o que o futuro tinha reservado para mim.

Capítulo 2
O último show

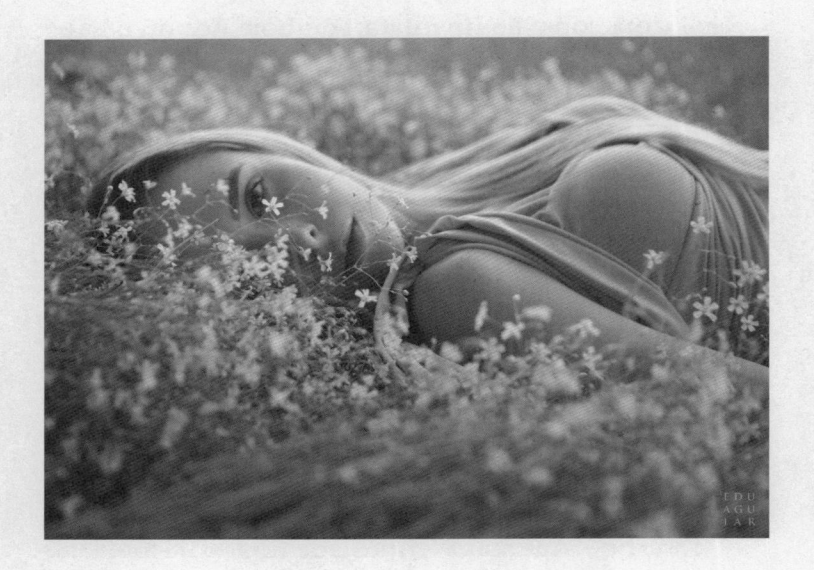

Já estávamos exaustas e era o último show do dia. Não que o cansaço fosse novidade, uma vez que a rotina no circo era exaustiva e eu já tinha criado certa tolerância ao ritmo intenso, ao trabalho constante e aos músculos doloridos.

Eu me encontrava no estado de Rhode Island. Era 3 de maio de 2014. *Cinco de Mayo* é um grande feriado nos Estados Unidos, celebrando a vitória dos soldados mexicanos contra os franceses, na Batalha de Puebla. Em comunidades locais com expressiva presença mexicano-americana, as celebrações incluem desfiles, música *mariachi*, danças tradicionais mexicanas e outros eventos culturais. Devido ao feriado, o circo faria três shows no sábado, três no domingo e dois na segunda-feira — era bastante coisa.

Widny era uma grande amiga de trabalho no circo, não apenas por ser outra brasileira, mas pela cumplicidade que tínhamos criado ao longo daqueles meses vivendo no mesmo trem, compartilhando as saudades que tínhamos das nossas famílias. Quando você mora no exterior, existe algo de reconfortante em encontrar conterrâneos — aquelas pessoas que conhecem as músicas que você ouviu na infância, os programas de televisão que assistia, as manias culturais, as comidas das quais seu paladar tanto sente falta.

Era Widny que ficava de cabeça para baixo no centro do candelabro humano no show de hair-hanging (chamamos de portô) e eu conectava meu cabelo ao dela, na posição chamada de volante. Quando você faz performances arriscadas e sua segurança é compartilhada com outra pessoa — não apenas mental, mas fisicamente — o elo de amizade fica ainda mais forte.

— Ainda bem que é o último show — falei, distraída, fazendo um desabafo que mais vinha do meu corpo do que da minha alma.

— No circo a gente nunca diz isso — ela alertou-me amigavelmente. Widny vinha de uma família de circo, estava na cultura dela. — Pra quem é do circo, nunca falamos o "último show", porque o último show para circense é o último show da vida.

Não tive um presságio ruim quando ela disse isso, meu estômago não se revirou, mas, claro, senti como se tivesse cometido uma gafe. Fiz uma anotação mental — era mais uma lição na minha vivência circense. Não havia tempo para eu imaginar meu último show de verdade. Talvez na faixa dos 40 anos, com intenção de ensinar a próxima geração de dançarinas e artistas. Não deu tempo para nada — o público já enchia a tenda e a energia do show fervilhava dentro de cada um de nós.

Hair-hanging é muito mais complexo do que você pode imaginar. Não se trata apenas de colocar um gancho no cabelo e esperar que tudo dê certo. Desde o momento em que fui contratada para esse número, precisei redobrar os cuidados com meus cabelos — nada de tingir, nada de fazer qualquer coisa que pudesse deixá-los quebradiços ou frágeis. Uma parte do nosso corpo que a maioria considera quase decorativa, para nós, era um instrumento de trabalho.

Nós não podíamos secar nossos cabelos com secador, usar chapinha ou qualquer tipo de tintura. Para manter os cabelos fortes, tomávamos vitaminas e tínhamos uma alimentação bem seletiva. Nos dias de shows, não podíamos nos pentear. A única pessoa que podia cortar nossos cabelos era o nosso chefe. Havia uma série de restrições para que nossos cabelos estivessem prontos para a execução do ato performático.

Nos momentos de show, a preparação era meticulosa: ao sairmos do primeiro número, que reunia todo o elenco, penteávamos nossos cabelos debaixo d'água e passávamos muito creme, até o cabelo ficar super empapado. Todo mundo mantinha por perto um borrifador com água quente, para mantermos os cabelos e couro cabeludo bastante úmidos o tempo todo. Nosso maior inimigo era o cabelo seco, que poderia quebrar.

O próximo passo era prender os cabelos, e nem sempre conseguíamos na primeira tentativa. Se você já fez um rabo de cavalo, sabe que, às vezes, as mechas puxam para um lado da cabeça ou para o outro. Nosso rabo de cavalo tinha que ficar perfeitamente alinhado e centrado. Usávamos três chuquinhas bem fortes. Cada menina fazia seu próprio cabelo nesse estágio. Quando o rabo de cavalo estava pronto, nossa chefe os amarrava.

Havia duas cortinas no camarim, por onde entrávamos para esse procedimento, porque a técnica de amarração era secreta — nem nós poderíamos saber como eles faziam aquilo. Apenas duas pessoas conheciam a técnica e tinham permissão para preparar nossos cabelos para o hair-hanging.

Ficávamos esperando uma menina sair, com o cabelo pronto, para que a próxima pudesse entrar. Lá dentro, eles trançavam nossos cabelos junto com uma corda bem grossa. Essa trança era dobrada e acoplada ao gancho. Depois, mais corda era enrolada nos nossos cabelos e, em volta deles, uma capa, para disfarçar o arranjo. Uma vez que todas estivessem prontas e vestidas para o ato, sempre borrifando os cabelos para mantê-los úmidos — e para que a água quente atuasse como uma espécie de analgésico leve no coro cabeludo —, nós nos aquecíamos e ficávamos prontas para o espetáculo.

Antes de entrar, fazíamos um enérgico grito de guerra — "Hair-hanging!" — e nos esgueirávamos devagar até a estrutura debaixo da cortina, para não chamar a atenção do público, que, no momento, observava atentamente a outro ato do espetáculo. Lá dentro, nós nos posicionávamos. Era a hora em que eu sempre fazia uma prece. Cada menina tinha seu ritual de concentração.

Presas à estrutura, sentíamos ela se erguer sem ver o público, pois nossa vista era obstruída pelo tecido, mas atentas à música, que sempre nos guiava no cronograma do espetáculo. O ato começava quando a cortina caía.

O público sempre soltava um audível "Uau!" quando a cortina caía e eles viam aquele gigantesco candelabro rodando lá no alto, e nós mexendo nossos braços e pernas como anjos delicados. Eu me lembro da primeira vez em que vi esse número do espetáculo, com apenas duas artistas performando no ar, presas apenas pelos cabelos, sem saber que, dali a poucos meses, eu mesma estaria participando dele. Lembro de ter pensado *Nossa, elas estão penduradas pelos cabelos!*

No sábado, fiz o que viria a ser o meu último show. Não dormi naquela noite, atacada por uma insônia que não permitiu que eu descansasse para os três shows do dia seguinte. Minha cachorrinha, Luna, também ficou agitada, sem motivo aparente.

No domingo, segui a rotina: molhar os cabelos, passar creme, deixar o gancho ser acoplado, preparar-me para o ato, fazer minha oração. A estrutura subiu, eu estava suspensa, focada nos meus movimentos, na execução perfeita de cada gesto, para entregar àquela plateia emocionada uma experiência bonita, surpreendente e inesquecível.

Alguns pensamentos corriqueiros passaram pela minha cabeça. No dia seguinte, eu teria um evento importante: seria o batizado da minha afilhada, filha de um casal do circo, ao qual tinha me apegado bastante.

Pensei na minha família, como sempre, e respirei fundo para me concentrar. O show do dia anterior havia sido um dos melhores que eu já fizera, com um público que suspirava alto, vibrava e aplaudia com entusiasmo. Nossos espetáculos eram quase sempre muito bons, mas alguns se destacavam e o de sábado tinha sido um desses.

O tecido estava prestes a cair. A música fantasiosa ganhou um novo fôlego, as luzes coloridas dançavam na cortina que nos escondia, as luzes baixas no palco para que holofotes focassem apenas em nós. Ele deslizou para baixo, e eu fiz meu primeiro movimento: ergui os braços e dobrei um dos joelhos, assemelhando-me a uma criatura delicada que podia ser uma fada ou borboleta, dependendo da imaginação de cada pessoa na plateia.

Ninguém teve tempo de pensar que estava caindo.

A queda de 12 metros da estrutura para o chão não foi completamente sentida por nenhuma de nós. Simplesmente não entendemos o que estava acontecendo, de tão súbita que foi. Três segundos que mudaram tudo.

Eu estava no chão, essa foi a primeira coisa que percebi. Estava sonhando? Eu tinha finalmente conseguido dormir naquela noite de insônia e estava tendo algum tipo de pesadelo com o espetáculo? Ou era real? E, se fosse real, por que eu estava no chão?

Isso é real, houve um acidente. Ao me dar conta de que estava realmente vivendo aquilo, parece que todos os sons ao meu redor se intensificaram. Gritos estridentes. Centenas deles. Berros do público alcançando decibéis cada vez mais altos. Uma das meninas berrava tão alto que o som se alojou no meu cérebro. Não consegui gritar.

Quantas vezes perdi a consciência? Impossível saber com certeza. Eu apagava e despertava para o mesmo cenário: imobilidade, pânico, gritos. Então, a escuridão abraçava-me por alguns instantes e eu acordava de novo.

Mais tarde entenderia o que tinha acontecido comigo naquele momento: ao contrário das minhas colegas, minhas lesões foram internas também, e, quando minha costela dilacerou meu fígado, meu abdômen encheu-se de sangue e comecei a perder a habilidade de respirar normalmente.

Eu não tinha como gritar. Os meninos que trabalhavam no circo correram até nós. Os paramédicos também estavam ao nosso redor. Eu tive o impulso de me levantar, mas meu corpo não obedeceu.

Eu preciso dormir, era um comando do meu cérebro. O sono que eu sentia, a necessidade de me entregar para um cochilo, era mais forte do que qualquer dor. Naquele momento, aliás, a dor era imperceptível. O que eu mais sentia era dificuldade para respirar, confusão mental extrema e muito, muito sono.

Meu próximo pensamento, entre um momento de consciência e outro, foi: *foi sério. Minha mãe vai me matar.* Eu imediatamente pensei em como minha mãe ficava nervosa e fragilizada quando seus filhos se machucavam ou estavam em situações de risco.

Os paramédicos desenrolaram nossos cabelos da estrutura. Um deles destaca-se muito na minha memória. Ele se aproximou de mim e disse:

— Não, fica aqui acordada, comigo.

Eu, no entanto, queria dormir. Tentei falar algo como "Mas eu quero dormir" e ele não deixava.

— Fica acordada comigo, conversa comigo.

Eu sentia gosto de sangue na minha boca. Quis avisá-lo, mas não conseguia me comunicar com ele. Ele disse:

— Mas você é tão linda...

Não sei o que eu devo ter dito para que ele dissesse isso. O olhar dele era genuíno, de amor, de generosidade. Eu procuro esse paramédico na internet até hoje, para agradecê-lo. Ele me manteve acordada até me levarem para o hospital.

* * *

Em outra cidade, a unidade vermelha do circo estava prestes a começar o show deles. O circo tinha três unidades: a vermelha, a dourada e a azul, que viajavam em trens diferentes e, às vezes, se encontravam. Nessa unidade, prestes a começar a apresentação, estava Helena, minha amiga brasileira que tinha feito a audição para o circo comigo.

Faltavam uns dez minutos para eles entrarem para o número de abertura, que incluía todos os artistas. Era normal ficarem sentados nos bastidores, conversando e descontraindo antes de entrar.

Helena lembra nitidamente de estar com o celular na mão e ouvir um choro alto, seguido de "No! No!" e de um grito.

"Aquilo foi se espalhando", ela diz sobre aquele momento, "e eu estava distraída, pensando *O que está acontecendo?*, e até que eu me ligasse que algo sério tinha ocorrido, alguém falou 'O hair-hanging caiu'. Tinha uma moça, a Mônica, cuja sobrinha estava no ato do hair-hanging, que chorava compulsivamente, porque, quando ouvimos 'O hair-hanging caiu', pensamos: *Morreu todo mundo*".

Helena explica que foi um pensamento lógico, uma vez que não tinha proteção embaixo da estrutura e que ela era alta e rodava durante a performance. "Não tínhamos mais informações além disso. Para mim, demorou para cair a ficha. Eu levo um tempo para processar essas coisas. Tinha muita gente chorando e gente que ainda estava querendo entender. Acabou atrasando um pouco a nossa entrada, porque as pessoas estavam aos prantos".

Ela explica que os administradores reuniram todo mundo nos bastidores e falaram que sim, realmente a estrutura havia caído, mas que eles iriam continuar com a apresentação. *The show must go on*, ou seja, o show tem que continuar. "Foi uma entrada horrível, com todo mundo chorando, o mestre de cerimônias com a voz embargada, quase não saía; um olhando para o outro com aquele sorriso forçado e tristeza no olhar. Eu entendo que a plateia não tinha nada a ver com isso, mas foi pesado para a gente, isso de ter que entrar com o show, independente do nosso estado emocional".

Ela também conta que, quando a abertura acabou — e ela durava menos de cinco minutos —, já havia vídeo do acidente na internet. "As pessoas, quando viram o vídeo, ficaram muito chocadas. Eu me recusei a ver, porque ainda estava processando. Levei dias para criar coragem de assistir. Entre a abertura e meu próximo ato, tive um tempo, então a primeira coisa que fiz foi ligar para a minha mãe. Falei o que tinha acontecido, pedi para ela entrar em oração, porque nem isso eu conseguia fazer. Estava num torpor. Depois, entrei no camarim do Ruslam, meu namorado na época, sentei e fiquei olhando para o nada. Aí começou a cair a ficha. Pensei mesmo que todo mundo tivesse morrido. Foi quando eu chorei".

A maior agonia dela foi não ter informação. Helena lembra de que entrou em contato com Melanie, que estava no show, mas ela respondeu muito vagamente, muito rápido. Ela estava lá, viu o que tinha acontecido e falou que estavam nos levando para o hospital. Ela acrescentou que todos estavam preocupados de informar a minha mãe.

Melanie era uma bailarina brasileira e amiga minha no circo. Ela dançava como quase um ato de transição para o hair-hanging.

"Nós usávamos um figurino que lembrava pétalas de flores e eu era uma das quatro flores que ficavam em cada extremo da arena. Já tínhamos feito o ato várias vezes, era muito bonito. A Stefany e as outras meninas eram erguidas pelo candelabro, cobertas pela cortina, enquanto nós ficávamos de costas para elas e íamos movimentando nossos corpos como se fôssemos um botão, abrindo uma pétala por vez. Algumas telas subiam na hora do ato delas para não mostrar para o público que a estrutura estava subindo e, assim, causar maior impacto.

"Em todos os shows, a gente abria a pétala da frente, a tela subia, a gente via sobre a plateia a sombra da cortina caindo. Esse era o meu ponto de vista. No dia do acidente, a gente fez a mesma coisa. Abrimos a pétala, a tela subiu, a gente viu a sombra da cortina descendo, mas, então, vimos outra sombra e eu só pensei: *Gente, o que aconteceu?* Olhei para trás e elas já estavam no chão.

"Não tínhamos a menor noção do que tinha acontecido e a gente ficou meio sem reação, sem saber se ajudava, se saía da arena... Não tínhamos treinamento para acidentes assim. Aí foi quando as pessoas treinadas foram tentar ajudar."

É essa a recordação que mais emociona Melanie. "Só que, na adrenalina, o cara do *floor* foi tentar levantar a estrutura e elas ainda estavam presas, e ele meio que levantou todo mundo", afirma.

Ela explica que a plateia começou a filmar o acidente, então a produção apagou as luzes e tirou o público de lá.

"A emergência chegou muito rápido. A intenção dos diretores era continuar o show, já estavam se preparando para isso; o treinador dos tigres já tinha começado a trocar de roupa, mas, quando viram que realmente tinha sido muito sério, nos liberaram. Como muita gente lá estava vivendo um sonho de trabalhar fora num emprego legal, nós, brasileiros, ficamos com muito medo de fazer alguma coisa errada que pudesse fazer a gente perder nosso contrato. Ficamos até tolhidos nesse momento."

Outra bailarina que viu o acidente foi Jaqueline: "Foi barulho de ferro, de batida de carro. A cena que fica na minha cabeça é a reação dos maridos e amigos. Eles correram desesperados para tirar a estrutura que estava em cima delas, tentando levantar aquele ferro pesado. Como elas estavam presas pelo cabelo, todo mundo gritou 'Não mexe, não mexe!' e eles correram para tirar os ganchos dos cabelos delas. Eu lembro do Rafinha (bailarino) saindo com a testa cheia de sangue. Era muito sangue, porque ele estava bem embaixo da estrutura. O outro menino, o Breno, saiu gelado, porque a estrutura ia cair na cabeça dele. Ficou em choque, porque por muito pouco não o esmagou".

Jaqueline conta que a gerente de produção berrava: "Troca, troca, troca para o próximo!". Eles apagaram as luzes e os palhaços entraram para distrair, porque na plateia havia muita criança.

"Ali é nossa família, a gente convive muito próximo", ela diz. "Quando acenderam as luzes, o chão, que era de borracha preta, estava vermelho de sangue. Lembro das meninas moles, algumas desacordadas, outras já conscientes. O show não para, mas nesse dia parou. Quando disseram 'Arruma para o próximo', a gente disse 'Não tem próximo'".

Widny confessa que muitas de suas lembranças do acidente foram apagadas de sua memória, mas alguns momentos ainda estão gravados:

"No momento do ato, ouvi a Stefany falar alguma coisa. Havia algo de estranho acontecendo e eu me lembro de ter pedido desculpas. Não lembro o que foi. Um movimento, alguma coisa com certeza estava diferente. Sentimos em nossos corpos, e eu pensei que tivesse sido algum movimento meu. No próximo momento, já caímos no chão.

"Eu apaguei, minha consciência sumiu. Era um vazio, tudo preto. Eu senti alguma coisa além de mim e pensei *Se quiser me levar, me leva, mas, se quiser me deixar, não me deixe tetraplégica*. Porque eu tinha uma premonição de que isso iria acontecer. Quando acordei, comecei a rezar para não perder meus dedos ou minhas pernas e, quando comecei a mexê-los, percebi que estavam bem, mas ouvia os gritos das outras meninas: 'Não consigo me mexer, não consigo me mexer!'. A Stefany estava tendo convulsões em cima de mim. Eu era mais pesada do que ela, então, apesar de ela ter batido as pernas no chão primeiro, eu caí, então ela caiu em cima de mim, depois caiu o aparelho em cima de nós duas.

"As meninas estavam conscientes, mas ela, não. O bombeiro apareceu na minha frente e me perguntou se estava tudo bem, e eu disse que eu estava, mas ela não. Só que não era eu. Tenho certeza de que alguém estava falando por mim, alguém que sabia de tudo, capaz de descrever como eu estava me sentindo eloquentemente, enquanto, na verdade, eu nem sabia onde estava. Hoje, nem me lembro do que falei para ele, fora 'Por favor, atenda a ela primeiro, porque ela está morrendo'. Quando ela se debatia, esbarrava no meu braço com fratura exposta, então me lembro dessa dor".

Uma pessoa ainda não sabia do que estava acontecendo: o amor da minha vida, Ernesto. Ele estava no trem quando ouviu a notícia de um amigo, também cubano, e foi direto para a van.

— Houve um acidente no ato da Stefany. As meninas caíram.

Não passou pela cabeça dele, a princípio, que pudesse ser grave.

— Mas está tudo bem... — ele falou.

O amigo não respondeu por um momento, depois disse apenas:

— Acho que quebraram a perna, mas não sei direito. A ambulância levou elas.

E a única coisa que ele pôde fazer, ainda sem a menor noção do que tinha acontecido e sem nenhuma informação, foi dizer ao motorista:

— Vamos para o hospital.

Capítulo 3
Ela realmente tinha vocação para o balé

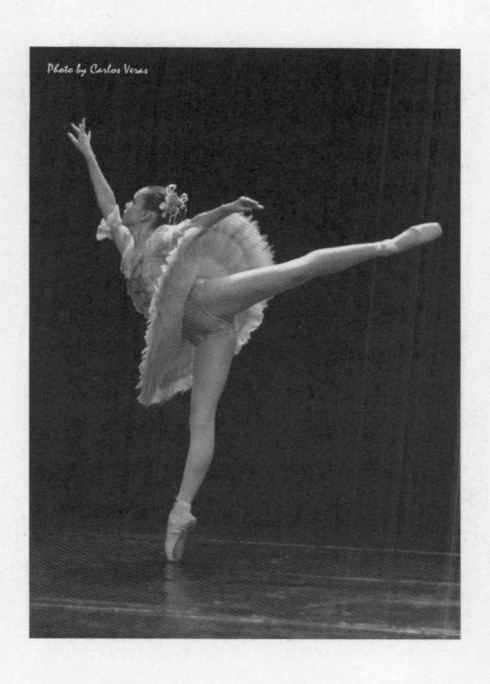

Eu baguncei a vida dos meus pais de uma forma boa. Meu pai já estava aposentado quando minha mãe descobriu a gravidez inesperada, a que os médicos tinham dito ser "impossível", e precisou voltar a trabalhar. Meus irmãos já eram praticamente adultos, de forma que eu fui quase uma filha para eles também. Aliás, sempre digo que tive uma infância muito gostosa, porque tive dois pais e duas mães.

Eu estava sempre amparada por pessoas que me amavam. Se meus pais fossem sair de casa, eu ficava com meus irmãos, que até me levavam para as casas de seus namorados e namoradas, que curtiam minha companhia também. Foi uma infância de muita brincadeira, de risadas, de família mesmo. Até amamentada eu fui por uma amiga de minha mãe, que tinha um bebê, já que ela mesma não conseguiu me amamentar. Hoje, a prática é contraindicada, mas na época em que nasci era não apenas aceitável como também uma demonstração de carinho e amizade.

Eu era muito parecida com meu irmão, Rodrigo, tanto que minha mãe fala que acha que éramos para ser gêmeos. Nós dois fomos crianças sapecas, bagunceiras, arteiras e, apesar de uma diferença de dezesseis anos, sempre fomos muito ligados.

Quando eu era pequena, estava em casa com a minha mãe, que começou a sentir um cheiro estranho e não sabia de onde vinha. Uma onda de tontura tomou conta dela, que precisou se sentar para não cair no chão. Ela se sentiu tão mal que achou que fosse apagar e eu, sentada quietinha no chão, sem falar nada, brincando. Quando minha mãe tentou se levantar, ela não conseguiu, mas se esforçou para telefonar para uma vizinha, que foi correndo lá para casa e descobriu que eu tinha girado todos os botões do fogão e a casa estava tomada de gás. Eu não senti os efeitos porque estava no chão. Entende agora por que falo que fui uma pestinha?

Meu primeiro contato com a dança aconteceu na escola, onde, por mais que a atividade fosse recreacional, eu me destaquei rapidamente. Ser criança em uma família de pessoas mais velhas me garantiu poder ocupar o espaço daquela que fazia performances em festas de aniversário e feriados, incentivada às palmas; e eu gostava disso, aproveitando qualquer palco e música para me apresentar.

"Desde bem pequenininha, ela sabia direitinho as coreografias das festas juninas, não só da turma dela, mas também das outras. As professoras comentavam que ela tinha uma memória de movimentos. Isso é uma coisa que já nasceu com ela, já veio com ela", conta minha mãe.

Era como se meu corpo registrasse e gravasse as danças com extrema facilidade.

A casa em que morávamos ficava perto de uma escola de samba e, sempre que a música tocava, eu me desembestava a dançar. Nos eventos escolares, ocupava invariavelmente a frente e fazia questão de coordenar os movimentos dos meus colegas ("faz assim", "agora faz assim..."). Até nos encontros com as amiguinhas, eu preferia deixar as bonecas de lado para brincar de "coreógrafa", montando sequências de dança que ensinava às meninas com paciência notável. Quando as mães vinham buscar suas filhas, fazíamos questão de nos apresentar.

Eu estava no mundo para dançar. Era quando eu me sentia mais eu, mais contente, mais livre, apesar de ter só uma pequena noção disso naquela idade.

O evento que me empurrou para a dança definitiva e irreversivelmente foi, na verdade, um grande trauma.

* * *

Acordei gritando. Eu era uma criança de 5 anos se debatendo na cama, as sensações de um terrível e violento pesadelo se agarrando a mim, mesmo quando consegui abrir os olhos. Minha mãe correu para meu quarto alarmada enquanto eu berrava, soluçava e não conseguia explicar o que estava sentindo.

Era só um pesadelo.

Ou não era? Hoje, com todas as informações e depois de muitas conversas entre a família, sabemos que não. Sabemos que o momento em que acordei gritando foi o exato momento em que meu irmão havia sido baleado.

O sequestro do meu irmão foi o primeiro grande evento a abalar minha vida familiar. Minha cabeça mudou depois disso. Esse acontecimento me aproximou da dança, como vou explicar mais para a frente. Primeiro, quero contar o que aconteceu naquela noite.

O Rodrigo, meu irmão, costumava levar sua então namorada até a casa dela, onde, naquela noite, antes de se despedir, ficaram na porta, conversando. Foi esse jovem casal que chamou a atenção de dois bandidos.

Os homens, visivelmente drogados, abordaram os dois, deixando bem claro que aquilo não era um assalto, e sim um sequestro. Os dois foram empurrados para dentro do carro do meu irmão sob a mira de uma arma.

Já confinados dentro do carro, meu irmão percebeu que a arma estava apontada para a namorada dele e, num tom cauteloso, disse algo como "Cara, pra que isso? Não precisa apontar a arma para ela, aponta para mim".

O sequestrador, com seu dedo enroscado no gatilho, acatou esse pedido. Imagino o pânico que meu irmão deve ter sentido. Para onde estavam sendo levados? O que seria feito com eles? Como sair de uma situação daquelas?

Com o carro correndo pela noite e os sentidos entorpecidos por sabe-se lá qual droga, o bandido que estava armado, tentando manter meu irmão e a namorada sob seu domínio, perdeu o controle da pistola. Não era a intenção dele, mas ela disparou, fazendo provavelmente com que todos eles pulassem de susto. A bala fez sua trajetória na altura do peito do meu irmão, por sorte atravessando seu braço.

Apavorados pela quantidade de sangue, os dois bandidos pararam o carro, jogaram na rua meu irmão e a namorada, e fugiram. Numa mistura de alívio e medo, o Rodrigo tirou a camisa e a enrolou no braço, numa tentativa de estancar o sangue, até que um bom samaritano parou o carro para ajudar.

Não posso deixar de me perguntar se isso teria acontecido dessa maneira nos dias de hoje. Por um lado, duvido muito que, no Rio de Janeiro, depois das 22 horas, alguém tivesse coragem de parar o carro para ajudar. Penso, também, que meus pais teriam descoberto antes o que estava acontecendo, agora que vivemos na época do smartphone.

Em casa, o atraso dele tinha sido notado, mas ninguém deu muita bola. *Ah, ele deve ter ficado lá, conversando um pouco*, foi o pensamento dos meus pais, que estavam tranquilos, até que eu os acordasse aos prantos. Pouco tempo depois, o irmão da minha ex-cunhada bateu na nossa porta para contar o que havia acontecido. Apesar de tudo, a notícia era boa — o tiro provavelmente salvou a vida do meu irmão.

Embora tudo tenha terminado bem, o evento mexeu comigo. Passei a ter problemas para dormir. Recusava-me a dormir sozinha, agarrando minha mãe e despertando imediatamente caso ela soltasse minha mão. Meu comportamento na escola também sofreu alterações; a menina que sempre havia sido muito carinhosa passou a demonstrar sinais mais agressivos. Esse comportamento não cessou com o passar das semanas, levando a pedagoga a chamar a minha mãe para uma conversa.

Como resultado, minha mãe resolveu me levar a um neuropediatra. Os exames que se seguiram mostraram alterações no meu eletrocardiograma e, depois de algumas investigações, fui encaminhada à terapia e ao uso de um medicamento controlado, chamado Tegretol. Com tudo o que estava acontecendo, meus pais e o médico pensaram que me faria bem ter algo em que focar minhas energias. Eu já cantava no coral da igreja, apesar de achar, hoje, que não tinha muito talento musical, mas minha paixão pela dança apontou numa direção óbvia, e foi assim que fui parar nas aulas de dança.

É importante dizer que um dos sonhos de minha mãe foi ser bailarina, algo que ela foi impedida de seguir, já que ainda existia muito preconceito com a profissão e meu avô não queria uma filha dançando. Em defesa dele, meu avô era um homem muito bom e ético, que, pela vontade de melhorar as vidas das pessoas ao seu redor, envolveu-se com política e, apesar de ter uma ótima carreira nessa área, acabou desistindo de seguir em frente ao descobrir o lado ruim do jogo político. Por ser uma figura pública, considerando seu perfil conservador e o estigma associado à dança, ele não deixou minha mãe ser bailarina.

"Eu não vivi esse sonho, mas também não sou amarga por causa disso. É só mais uma daquelas coisas da vida", minha mãe diz. "Mas ver a Stefany se encontrar na dança tinha um toque especial para mim".

Havia uma escola de dança perto da minha casa, na qual fomos ver as opções e onde me falaram que eu poderia fazer aulas de teste para sentir em qual modalidade me adaptaria melhor: "Você pode fazer hip-hop, dança do ventre, balé...".

Como eu tinha muita afinidade com o jazz, falei que nem queria testar outras danças, ficaria no jazz mesmo, mas, depois de muita insistência por parte da diretora, acabei fazendo uma aula de balé e... me apaixonei.

Só posso descrever o que aconteceu ali como uma ligação entre minha alma e o balé. Parecia que aquilo era o "certo" para mim, quase como se predestinado. Encaixou. Fez sentido. Comecei numa turma pequena, iniciante e, por me destacar das outras alunas rapidamente, as professoras foram me avançando de turma em turma, impressionadas com a minha facilidade para a dança.

Minha primeira professora, Nathália, até brinca que a diretora da escola correu para me "roubar" dela, colocando-me em sua própria turma, de alunas mais avançadas.

Vítor, um amigo da dança, resume bem minha relação com o balé: "A Stefany sempre colocou muito a alma na dança. Dava para ver que ela era uma artista. Ela se entregou de verdade para a arte".

"Fui a primeira professora de balé dela", explica Nathália. "Ela sempre foi diferente das outras meninas que estavam na escola. Sempre se destacou, sempre foi muito cênica. Ela realmente tinha vocação para aquilo".

Ainda criança, eu já tinha decidido que seria uma bailarina. Não havia outra profissão possível, não havia outro caminho.

Meu mundo era o balé. Era na dança, na execução dos delicados movimentos dos meus músculos, na repetição exaustiva e na entrega do meu corpo à música, que eu me encontrava e me definia.

Eu dançava em festivais, ganhava prêmios, treinava todos os dias da semana. A vida era uma correria; não só para mim, mas para a minha mãe também, que me oferecia o apoio necessário para que tudo aquilo acontecesse, desde me levar para os treinos e espetáculos, comprar e costurar sapatilhas e roupas, pagar a academia de dança e fazer comida de madrugada, até arrumar meu cabelo, me incentivar e me aplaudir.

Fiz uma amiga no balé, a Thabata, que se tornaria uma das pessoas mais queridas para mim. Sobre aqueles dias de dança, ela tem muitas lembranças: "A Stefany era uma das meninas que já estavam na academia quando cheguei. Ela me chamou atenção de cara. Éramos muito crianças ainda, com 13 anos, mas ela era simpática e receptiva. O normal seria ela estar com o grupinho de amigas e eu, mais nova, ter que correr atrás para fazer amizades, mas ela foi a que mais quis me incluir. Fazia questão de que eu participasse do grupo. Essa foi a primeira qualidade dela que me chamou a atenção. Ela quer que as pessoas ao seu redor se sintam à vontade, acolhidas, bem, uma característica que ela tem até hoje. Desde o balé, a gente já virou amiga".

"No balé, a gente entrava às duas da tarde e saía às oito da noite", recorda Vítor. "Eu lembro de um dia em que ela estava com muita dificuldade. Era perto de festival e ela não conseguia realizar algumas coisas. Nós conversamos muito e ela venceu essa insegurança, como venceria as outras".

Não é nem necessário dizer que eu não tive uma adolescência como a dos meus amigos da escola, que estavam focados nos estudos e nas brincadeiras e festinhas, enquanto eu saía das aulas, almoçava e ia direto para os ensaios. Mesmo assim, sempre que tínhamos qualquer brecha, tentávamos nos divertir. "Eu me lembro muito das nossas palhaçadas, sempre querendo arrancar um sorriso do outro", conta Vítor.

Thabata relembra: "Eu, a Stefany e o Vitinho passávamos muitos carnavais juntos. Não tínhamos idade o suficiente para ir para a rua, mas não éramos crianças o suficiente para ficar em casa, vendo TV. Nós gravávamos uns vídeos (ainda bem que na época não tinha TikTok), a gente dublava Adele e Beyoncé, dançávamos. Não tinha álcool envolvido, éramos crianças. A gente só ficava gravando os vídeos, dançando, dublando. Gravamos para mandar para a Globo, para a Sapucaí, postávamos no YouTube... Era muito louco, muito divertido".

Além de ter decidido que meu futuro era no balé, eu era guiada por outras certezas que nem sei ao certo como se originaram em mim. Uma delas foi que eu moraria fora do Brasil quando crescesse mais um pouco. Eu via meu futuro se desdobrar diante de mim, apesar de estar ciente do quanto uma carreira no balé era difícil, principalmente para os brasileiros.

Aliás, a vida que eu estava vivendo já não era fácil financeiramente. Balé é caro. Há sempre alguma coisa nova para comprar, uma taxa ou inscrição para pagar, um deslocamento para fazer. Meu pai, apesar de aprovar minha dedicação, às vezes duvidava da necessidade de tudo aquilo. "Precisa mesmo de uma sapatilha tão profissional? Ela é só uma criança..." Minha mãe dava um jeito de driblar uma conta ou atrasar um pagamento aqui ou ali para me dar as ferramentas para continuar dançando e progredindo na dança.

Aos 12 anos, passei de fase num festival cuja final seria na Argentina. Essa possível viagem trouxe à tona algumas preocupações para a minha mãe — eu ainda tomava remédios controlados que me davam reações adversas e ela não sabia se viajar para aquele festival seria uma boa experiência para mim... Coisas de mãe.

Essas preocupações a levaram a procurar meu médico, que, depois de me examinar, deu as boas notícias: eu estava de alta. Ouvir isso, principalmente depois que a terapeuta já havia me dado alta, foi como ouvir o veredito que, no fundo, já conhecíamos: o balé tinha curado meu corpo e minha mente.

Outra coisa boa aconteceu, pouco tempo depois. Alguns dias antes do meu aniversário de 15 anos, Thaís entrou na minha vida, de um jeito inusitado, daquelas coisas que pensamos "era para ser". Eu vou deixá-la contar a história:

"A história é curiosa, porque eu sou um ano mais velha do que a Stefany, então não era para eu ser da turma dela. Só que repeti o primeiro ano de ensino médio, justamente por causa da dança.

"Assim que vi a Stefany e outra menina caminhando juntas, pensei *Essa mina dança com certeza*, só pelo jeito que ela andava. No máximo, no segundo dia de aula a gente já estava conversando. Somos muito parecidas, temos o mesmo jeito. A gente aprendeu a se respeitar, porque nós duas somos empolgadas da mesma forma e queremos conversar, então a gente, às vezes, tem que segurar a onda, porque a outra está mais acelerada.

"Nos aproximamos muito rápido e intensamente. A gente só conseguia se ver na escola, porque dançávamos em academias diferentes e não sobrava tempo na rotina para a gente se encontrar. Quando tinha uma brecha, por exemplo, eu tinha que ensaiar num domingo em que ela estava livre, e ela ia ver meu ensaio.

"A Stefany odiava acordar cedo, então ia para a escola com a cara amassada e de mau humor. Quando eu via que ela estava muito cansada, dava uma força, copiava a matéria para ela etc. Imediatamente, tive a sensação de ser uma irmã mais velha.

"Eu sempre tive muito cuidado com ela. Era natural para mim. Eu perguntava 'Você comeu? O que você comeu?', mas não era uma coisa premeditada ou forçada, era natural. Tenho lembranças boas de aprontarmos juntas, fazermos trabalhos de escola mirabolantes... A gente se divertiu muito".

A dança era a coisa mais importante da minha vida. Enquanto Thaís dizia que não sabia bem se queria ser profissional ou o que fazer da vida, eu já tinha tudo planejado: seria bailarina, com certeza fora do Brasil, e de preferência na Europa.

Camila, uma das amigas do balé, conta: "Eu me lembro das meninas preocupadas com os amigos indo para a faculdade e elas não sabiam o que queriam fazer da vida, mas a Stefany era muito segura de que queria encontrar um caminho para ela na dança. Entre as meninas, eu lembro dela com o coração muito em paz de que acharia um lugar para si, para desenvolver a dança".

Sabe aquela competição, alguns anos antes, na Argentina? Fiquei em primeiro lugar. Tudo parecia estar dando certo... mas só parecia. Eu estava em uma situação arriscada e ainda não tinha me dado conta.

Capítulo 4
A dor significa que você está viva

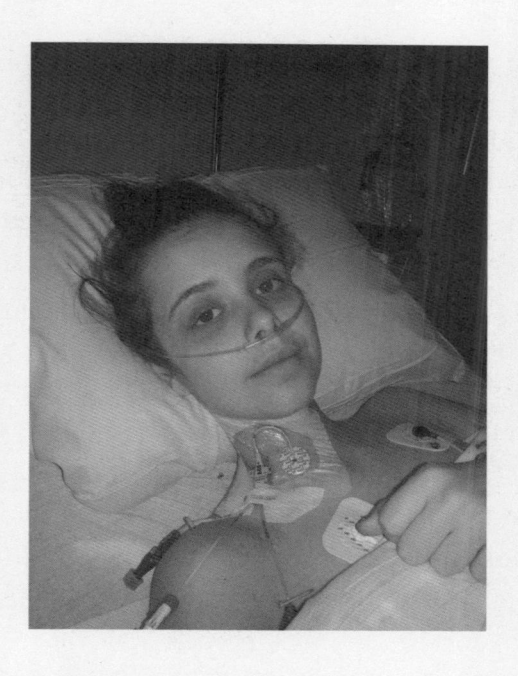

Acordei durante a cirurgia. Ou, pelo menos, achava que estava acordando. Não sabia exatamente o que era, apenas que tinha relação com o acidente. Não imaginava que poderia ser uma hemorragia ou algo assim. Esse questionamento não parecia importante. Não havia senso de urgência ou perigo, apenas a consciência de que eu estava num hospital, passando por um procedimento cirúrgico.

Percebi que estava deitada. Havia médicos ao meu redor, mexendo-se com pressa, concentrados. Pensei *Nossa, deve ser um problema da anestesia, não era para eu estar acordada. Vou avisar.* Só que eu falava e ninguém ouvia. Eu estava tentando chamar a atenção deles para dizer que estava acordada. Sentia que falava lentamente e não encontrava as palavras certas.

Ouvi um som de apito no ouvido, uma pressão forte, do tipo que sentimos quando um avião decola rápido. Só que essas sensações não me davam medo algum. Então, vi meu corpo na mesa de cirurgia. Não tive medo, talvez já estivesse entendendo melhor a questão da morte.

O que senti foi uma paz muito grande. Tranquilidade. Não houve receio algum da morte.

Então, eu não me vi mais ali. Olhava para o alto e via uma imagem. Era um ser de muita luz. Muita luz mesmo. Não era bem humano, mas assemelhava-se a um humano. Esse ser era muito amoroso.

Muitos anos depois, eu leria relatos semelhantes de experiências de quase morte e em praticamente todos havia um encontro com alguém. A maioria das pessoas tinha tido experiências positivas, apesar de haver relatos negativos, também. Nesses últimos, relatam-se sensações de medo.

Cada pessoa interpreta esse encontro como quer, como suas experiências de vida e crenças pessoais as levam a interpretar. Um budista poderia interpretar como Buda. Um católico poderia ver Jesus ou Maria. Sei que era um ser de luz. No meu caso, o que vi foi mais feminino. Eu, na época, enxerguei como Maria. Natural para quem tinha vindo de um lar católico, mas também penso em Jesus quando me lembro daquele ser.

Esse ser não usou a voz ou qualquer som para me transmitir nada. Isso foi feito apenas com o olhar. Eu senti a mensagem. Sabia, em algum lugar da minha alma, o que ela era; mas é impossível colocar isso em palavras, porque a mensagem não era um comando. Era mais parecida com um sentimento.

Em alguns momentos da minha vida, sinto que estou mais próxima ou mais distante da mensagem que me foi dada. Depois do acidente, passei por situações em que senti que estava muito distante dela. Há tempos em que não estou tão espiritualizada, em que sei que estou longe dela. Por outro lado, quando sinto que estou próxima da essência da mensagem, estou mais perto de sua luz, dessa conexão, como se alguma coisa em meu coração dissesse que estou fazendo algo certo.

Sinto que, para eu ter ficado neste mundo, acredito que, de alguma forma, aceitei uma missão aqui. Não sei por que fiquei, mas sei que tem um motivo. Não sei qual é essa missão, mas as coisas acontecem na minha vida para me mostrar se estou mais próxima ou mais distante dela. Acho o termo "missão" muito forte, muito grandioso, e não quero passar a imagem de ser algo que não sou, mas sinto que aceitei algo, que houve algum combinado e que existe uma forma de eu retribuir, algo que posso oferecer para o mundo.

Mais tarde, no pós-cirúrgico, perguntei para a enfermeira por que eu tinha acordado durante a cirurgia e ela pareceu bastante confusa. Disse que eu não tinha acordado. Ela também não me disse que eu tinha tido uma parada cardíaca, que eu tinha literalmente morrido e sido trazida de volta. Isso eu saberia mais tarde.

Só consegui entender essa experiência muitos anos depois.

* * *

Conta Ernesto sobre o momento em que chegou ao hospital em que eu estava:

"Os namorados e maridos das meninas que caíram sentiram muito forte, porque estávamos longe de casa e das nossas famílias, e não sabíamos o que fazer. Ficamos desnorteados.

"Quando cheguei lá, a única menina de quem eles não davam informações era a Stefany. Pense que o acidente tinha acontecido no primeiro show de domingo, ou seja, eu cheguei ao hospital por volta das dez horas da manhã. Fiquei sem saber nada sobre ela até as oito da noite.

"Todos os maridos ficaram numa sala de espera. A cada trinta minutos chegava um médico falando 'Fulano de tal, quem está com Fulano? Venha para cá' e explicava a situação das outras meninas, mas não falava sobre a Stefany.

"Cada vez que eu perguntava, eles diziam que não tinham resposta no momento. Eu não sabia se ela estava com um braço fraturado ou morta. Passou pela minha cabeça que ela poderia ter morrido. Eu sabia que a posição que ela ocupava na estrutura significava que todo mundo tinha caído em cima dela. Se quem caiu em cima tinha tido três, quatro fraturas, o que havia acontecido com ela?".

Ele explica que a falta de notícias foi a parte mais angustiante. Enquanto ele estava lá esperando, eu estava em cirurgia. Com a barriga aberta, tive uma parada cardíaca e precisei ser reanimada diretamente no coração. A hemorragia tinha sido tão grave que precisei de transfusão de dez bolsas de sangue e duas de plasma, mas ele não fazia a menor ideia disso. Nem meus pais. Era só eu, os cirurgiões e Deus, trabalhando em conter o sangramento, consertar os ossos quebrados e me manter viva.

A alguns andares de distância, Ernesto vivia a incerteza. Ele recorda:

"Sua mente não para. Você pensa muita coisa a uma velocidade incrível. Eu não tinha o alívio de respostas, como os outros. Eu não falava inglês. Foi assustador. Minha primeira preocupação era a situação da Stefany. A segunda, a situação da família dela. Eu não sabia com quem falar primeiro ou o que dizer. Imagine se eu falo que tinha acontecido um acidente, mas que ela estava bem, aí eles chegassem e a realidade fosse outra?

"Cada minuto lá era demasiado longo. Perguntei mais de vinte vezes, ninguém me dava resposta. Eram quase oito da noite quando chegou a enfermeira e me chamou.

"Só que eles não me chamaram para ir para o quarto. Em vez disso, me colocaram de frente a um monitor e chamaram uma tradutora, que explicou que tinham feito uma cirurgia, mas tiveram que fazer uma ressuscitação porque o coração tinha parado. Antes, eu estava preocupado, mas não sabia por quê. Naquele momento, estava preocupado e sabia o motivo".

Explicaram para Ernesto que ele deveria ficar de olho no monitor, que podia exibir três cores. No momento, estava no vermelho, porque eu estava em condições graves, no CTI. Se passasse de vermelho para amarelo e, depois, para verde, eu havia ficado estável e ele poderia ir até o leito me visitar.

"Eles disseram que fizeram tudo o que era possível. Fiquei até as nove da noite de olho no monitor. A única coisa que pedia era a oportunidade de estar com ela. Pedi para Deus pai e Deus mãe. Pedi muito e peço para *mi abuelito gracias* até hoje. Finalmente, eles me deixaram ir para o quarto", conta Ernesto.

* * *

"Esse dia ficou gravado na minha mente." É o que minha mãe geralmente diz sobre o dia em que sofri o acidente. Meus pais faziam um trabalho na igreja católica, em que aconselhavam recém-casados. Naquele domingo, estavam acompanhando um grupo de casais. Um dos rapazes era fuzileiro naval e estava prestes a viajar numa missão para o Haiti, portanto a esposa dele tinha feito um almoço de despedida.

Quando o telefone de meu pai tocou, ele atendeu e se afastou. O almoço aconteceu no salão de festas do prédio do casal e meu pai foi caminhando para fora, uma atitude incomum, que minha mãe automaticamente estranhou. Quando ele voltou, estava quieto e, logo em seguida, o telefone dela tocou. Ela foi atender e meu pai arrancou o aparelho da mão dela e se afastou. Nem preciso dizer que minha mãe ficou chocada. Em décadas de casamento, ele nunca tinha feito nada parecido. É quase engraçado que o primeiro pensamento dela tenha sido: *Meu Deus, que falta de educação!*

Ela ficou assustada, mas como estavam na presença de famílias com quem não tinham tanta intimidade, não era hora para um confronto. Um tempo depois, ele voltou e pediu para a minha mãe se sentar.

"A gente tinha um problema de comunicação na época", meu pai explica. "Já tinha surgido o WhatsApp, mas pouca gente usava ainda. O plano de dados que a Stefany tinha era bem básico, para ligações para telefones fixos, então, quando recebi a ligação no meu celular, eu não reconheci o número. Pensei em ignorar, mas continuou chamando e resolvi atender".

Ele se emociona ao falar o que ouviu em seguida: "Era a Priscila, diretora das meninas no circo, e ela foi direto ao ponto. Falou que tinha acontecido um acidente com a Stefany, mas ela estava consciente. 'Estou avisando a vocês porque já está no YouTube'".

Ela não queria que meus pais soubessem pelo vídeo. Meu pai agradeceu, segurou a onda e foi ao banheiro, dando a si mesmo alguns minutos para recolher as lágrimas e se recompor, para conseguir falar com a minha mãe. Minha mãe fazia tratamento para epilepsia e tinha convulsões. Tinha alguns problemas de saúde que facilitavam que ela desmaiasse quando estava abalada emocionalmente. Ele sabia que teria que ter muita cautela.

Ele avisou aos casais que tinha que dar uma notícia a ela, que era de um acidente e que minha mãe iria dar um pouco de trabalho. Ele ligou para os meus irmãos e contou o que tinha acontecido. Só depois, contou para a esposa:

— Aconteceu um acidente.

Minha mãe não pensou em mim. Ela achou que meus irmãos, a Renata ou o Rodrigo, tivessem se envolvido em um acidente de carro.

— Quem foi?

— Foi a Stefany.

Na hora, minha mãe pensou imediatamente que eu tinha caído. Ela tinha acompanhado meus ensaios quando passou o Natal e o Ano-Novo em Tampa, para me visitar. Ela sabia que eu ficava pendurada por boa parte do tempo. Ao imaginar a queda, minha mãe desmaiou.

"Ela ficou num estágio intermediário que eu não consigo nem explicar", meu pai se recorda. "Ficava repetindo 'Minha filhinha, minha filhinha', e eu omiti a real situação da Stefany para que ela se acalmasse, dizendo que ela só tinha machucado a perna".

Minha mãe precisou ser carregada até em casa, onde meus irmãos estavam esperando. Até quase uma hora da manhã, ela oscilava entre desmaiar e acordar, sendo assistida por uma enfermeira que era filha de um casal amigo deles.

* * *

Ana Beatriz, que tinha estudado comigo na primeira academia, mas acabou seguindo a carreira militar, lembra que descobriu sobre meu acidente assistindo ao Fantástico: "Eu estava estudando quando ouvi minha mãe comentar que a estrutura de um circo tinha caído.

Eu fui ver e, na hora, reconheci. Falei 'Mãe, é o circo da Stefany!'".

Só que Ana não sabia direito qual era o número que eu fazia na época, nem se eu estava ou não envolvida no acidente.

"Eu fiquei desesperada", ela se recorda, "porque a gente não tinha notícia direito. Não tinha como perturbar os pais dela para pedir informações. Eu me lembro de que parei de estudar e fiquei pensando naquilo. Foi desesperador".

Nathália, minha primeira professora de balé, foi quem me incentivou a continuar dançando mesmo quando tive minhas dúvidas e foi ela quem ficou sabendo do teste para o circo. "Eu que incentivei ela a fazer a audição do Ringling. A gente acaba buscando fora do nosso país uma oportunidade que deveríamos ter dentro dele, sabe? Recebi a ligação de uma amiga que estava no trem e ela contou que a Stefany estava muito mal. Comecei a chorar. Me senti muito culpada por ter incentivado".

Nathália obviamente não teve culpa de nada do que aconteceu, mas, à medida que a notícia se espalhava entre minhas amigas, em especial entre o povo que dançava, acho que todos começaram a pensar que poderia ter acontecido com eles também. Bateu mais forte em quem fazia parte do circo, em quem dançava.

* * *

Ernesto conseguiu ir me ver. Eu estava inconsciente.

"Foi difícil ver a minha mulher daquele jeito, mas pelo menos ela estava ali. Eu lembro que me sentei, segurei a mão dela. Agradeci por ela estar viva. Tinha conseguido sair vitoriosa daquela primeira etapa. Estava com muitos ossos quebrados. Explicaram que a barriga estava aberta, que teriam que fazer curativo. O abdômen ficou aberto por 72 horas. Quando ela acordou, eu lembro que estava com a cabeça baixa. Ela perguntou: 'O que está acontecendo?' e eu falei 'Ah, meu amor, você está bem'. Foi a mentira mais triste que contei. Ela voltou a dormir."

A primeira imagem de que me lembro é a de Ernesto do meu lado, com um terço na mão e cara de choro. Meu namorado, que também trabalhava no circo e que, em tão pouco tempo, tinha se transformado no maior amor da minha vida, ali, inconsolável.

Foi tudo muito confuso e muito rápido. Íamos desvendando o acidente enquanto descobríamos o que tinha acontecido com cada uma das meninas. Meu irmão largou tudo e pegou um avião com a minha mãe, debilitada e completamente medicada, para os Estados Unidos, enquanto meu pai ficou no Brasil para resolver as urgências antes de ir me ver. A mídia foi ainda mais rápida, não só marcando presença no hospital, mas também aparecendo na casa dos meus pais.

Ernesto conseguiu me colocar em contato com minha irmã e meu pai, e falei para eles que eu estava bem, embora estivesse dopada e sem noção do que tinha acontecido com meu corpo. Tudo o que comunicava, por meio de mensagens de áudio ou telefonemas, era completamente fora da realidade, porque, na minha cabeça, eu só tinha machucado o tornozelo e quebrado o pé, apesar de ainda estar totalmente imobilizada no leito do hospital. Por um lado, isso foi bom, porque, sem dimensão do meu estado, acabei tranquilizando as pessoas.

Haviam me avisado de que eu tinha passado por uma cirurgia e eu acreditava que estivesse grogue como consequência. Na verdade, estava com o abdômen aberto, colar cervical e sonda, mas, no meu entorpecimento, não percebia isso. Lembro claramente de que as meninas que estavam no acidente foram me visitar no meu leito, porque eu não podia sair dali.

Foi um encontro muito emocionante. Todas as meninas estavam com cara de choro, porque, quando cada uma acordou, nossas primeiras preocupações foram umas com as outras. Todas perguntaram: "Cadê Fulana?", "Cadê Sicrana?", porque precisávamos saber que todas tinham sobrevivido. Eu nunca vou me esquecer do momento em que nos vimos, todas com olhares aliviados e marejados. Houve muito choro, muita gratidão e uma espécie de conexão muito forte, como se nosso elo tivesse ficado quase palpável.

Nos primeiros dias, os boletins médicos eram traduzidos pelo nosso chefe do circo, já que Ernesto, cujo inglês também não era bom, estava tão abalado emocionalmente que não conseguia fazer a tradução.

Logo nesses dias, fui aconselhada, por uma pessoa que prefiro não citar, a não assinar nenhum documento legal. Hoje entendo o motivo. No meu estado, eu não tinha capacidade para tomar nenhuma decisão e era possível que alguma empresa de seguros, ou algo do tipo, ligada ao circo, pudesse tentar se esquivar da responsabilidade pelo acidente.

Apesar de ser um ótimo conselho, ele criou um problema; logo os médicos me abordaram com documentos para assinar, porque eu teria que passar por uma nova cirurgia. Meu inglês era longe de ser fluente e documentos legais e hospitalares são complicados até quando estão na nossa língua materna, então acho que minha paranoia não é difícil de imaginar.

Além disso, na minha cabeça, eu já tinha feito as cirurgias necessárias nos meus pés. A situação inteira era muito absurda: eu tinha 19 anos, meu corpo todo acidentado, minha barriga aberta, sem meus pais, em outro país, cujo idioma eu ainda estava aprendendo, sem noção do meu quadro de saúde e me recusando a assinar aqueles documentos; até que o médico desfez minha ilusão:

— Se não fizer essa cirurgia, você não vai mais poder andar. Seu fêmur está destruído.

Quando ele falou que eu não iria mais andar — que foi o fragmento da frase que me atingiu em cheio —, comecei a passar mal. Liguei para Ernesto desesperada, depois liguei para o meu chefe, super alterada, porque era a minha maneira de pedir ajuda.

Enquanto isso, minha mãe e meu irmão chegavam aos Estados Unidos, antes mesmo de saberem em que hospital eu estava. Haviam dito a eles que alguém estaria esperando no aeroporto, para dar auxílio. Minha mãe recorda: "Esperamos um tempão e não foi ninguém ao aeroporto. O Rodrigo decidiu ir atrás de um táxi. Quando ele deu no máximo dez passos para longe de mim, só vi aquela coisa ao meu redor. Era o pessoal da televisão, que me reconheceu pelas entrevistas que eu tinha dado no dia anterior. Minha cara estava estampada nos jornais. Os repórteres foram simpáticos, mas já chegaram com as câmeras em cima de mim. Não lembro o que perguntaram e o que respondi e, assim que meu filho viu, já falou com eles e me afastou".

Por incrível que pareça, o Rodrigo descobriu onde eu estava perguntando ao taxista se ele sabia qual hospital era. As notícias do acidente corriam por todos os lados, então o cara tinha essa informação e levou-os até lá, com mala e tudo. Meu irmão falava inglês fluente e conseguiu informações rapidamente na recepção. Só que, quando eles chegaram ao leito indicado, eu não estava lá, de forma que, até eles descobrirem onde me encontrar (no CTI), minha mãe ainda levou outro susto, segundos aterrorizantes em que cogitou que o pior houvesse acontecido.

Eu não lembro completamente da chegada de minha mãe. Tenho apenas flashes de imagens. Ela levou um susto enorme quando me viu. Diz que eu estava irreconhecível, desfigurada, toda inchada, com gesso nos pés. Minha mãe chorou muito e eu, também. Foi um momento em que pensei *Estou no colo da minha mãe.* Ter minha família finalmente por perto foi o maior alívio que senti.

Com esse alívio, no entanto, vieram também mais informações e eu comecei a ter noção do meu estado. Percebi que estava urinando por uma sonda. Descobri que minha bexiga estava em prolapso, algo que minha mãe detectou quando foi inspecionar meu corpo. Eles não sabiam bem o que era, mas avisaram que era o menor dos meus problemas.

Como um quebra-cabeça surreal, o quadro começava a se completar a partir das informações que me davam: eu havia quebrado duas costelas, que perfuraram meu fígado. Havia tido uma hemorragia interna. Precisaram fazer uma laparotomia exploradora, que é quando abrem seu abdômen para examinar seus órgãos em busca de lesões internas. O dreno foi colocado para drenar a bile. Quebrei a coluna, com pressão nas vértebras L4 e L5. Tive fraturas no sacro. Tive uma fratura séria no fêmur, tornando necessária a colocação de uma placa que nunca vou poder tirar, porque meu osso cresceu em volta dela. Na perna direita, houve um deslocamento da tíbia e do joelho. Meu pé direito estava quebrado. O pé esquerdo também, mas de forma mais grave, o que exigiu cirurgia e quase levou à perda do membro, uma vez que os ossos ficaram moídos. Isso porque esse era o pé que estava na ponta dos dedos quando bateu contra o solo.

Fazer os curativos era bem assustador para mim. Pensa numa pessoa que nunca nem tinha tomado pontos antes, com dois estabilizadores de metal para fora do meu pé, conectados aos meus ossos. Aquilo era apavorante. A primeira vez em que tirei pontos, eu esperneava — não por causa da dor, mas porque eram procedimentos completamente novos para mim. Na escola, quando eu era criança, nem fazia aula de educação física, porque não poderia correr o risco de ter uma lesão que comprometesse minha carreira na dança. Tudo o que estava acontecendo com meu corpo era novo e muito traumático.

Olhando para trás, talvez tenha sido bom que eu não tivesse noção da extensão desses danos assim que acordei no hospital, depois da queda. Eu acho que, por mais que eu seja uma pessoa que geralmente prefira saber de tudo, naquela realidade, despertar e saber da minha real condição teria sido trágico. Não consigo calcular o choque que eu teria se tivesse me visto no espelho, naquelas primeiras horas. Ainda bem que levaram alguns dias para que todas as informações chegassem a mim. Eu ainda tinha esperanças de seguir minha carreira. É possível que essa esperança, nos primeiros dias, tenha sido decisiva para que eu me recuperasse.

Naquela semana, enquanto as notícias corriam o mundo, recebi uma quantidade absurda de mensagens pelas redes sociais. À medida que minhas amigas recebiam alta, eu também ficava sabendo do estado de cada uma. Fiquei tão feliz por algumas delas terem saído quase ilesas. A Samantha, por exemplo, só quebrou um dente e teve uma minifissura na clavícula. Widny foi liberada no dia seguinte ao acidente. Outra menina quebrou o pé; outra, o braço; outra, a coluna.

Duas delas ficaram em estado mais grave e, depois de nove dias, foram transferidas para um hospital de reabilitação, o Spaulding Rehabilitation Hospital, em Boston. Lá, na melhor das hipóteses, poderiam recuperar os movimentos e, na pior, adaptar-se à nova realidade, possivelmente numa cadeira de rodas. Eu fui a única, no entanto, que teve risco de vida e lesões nos órgãos internos.

"Eu me lembro que a gente foi visitar as meninas. Era um clima meio triste, de despedida mesmo, e a mãe da Stefany falou que não queria aquela energia lá; que ninguém ia se despedir de ninguém, porque ninguém ia morrer... e ela estava certa, não era boa aquela energia de despedida", recorda Jaqueline.

Minha mãe levou ao hospital um caderno que meu irmão deu para ela. Hoje, ela diz que foi a melhor coisa que podia ter feito, porque aquele caderno virou um diário, um confessionário, um apoio emocional enorme. Uma das primeiras anotações, feita às pressas, foi:

> *Chegamos ao hospital, eu e meu filho. Coração destroçado ao ver minha filha em cima da cama, toda quebrada. Quatro cirurgias, oxigênio, tubos e fios. Ela está irreconhecível. Ela chora, sente muitas dores, duvida se vai voltar a andar... E a dança? Como é, para uma bailarina profissional, pensar no futuro assim?*
>
> *Dores intensas, dependendo de analgésicos fortes (morfina – opioides). A maior parte do tempo, fica apagada e alimenta-se muito mal. Pé direito com o tornozelo fraturado. Fratura no fêmur direito. Primeira cirurgia para colocação de placa para sustentar fratura do fêmur. Dois metais sustentam diretamente no osso, para que fique fixado até a cirurgia do fêmur. Três costelas quebradas, com perfuração no fígado. Segunda cirurgia, para conter hemorragia interna. Terceira cirurgia, para cauterização dos ferimentos do fígado e da vesícula. Colocação de dreno na vesícula(?), para controlar perda de bile. Quarta cirurgia no fêmur. Placa de titânio, desde o quadril até o joelho. Quinta [sic] cirurgia, para recompor os ossos do pé e dos dedos (pé esquerdo), todos quebrados. Colocação de placa e nove parafusos. Três meses sem poder colocar o pé no chão. O joelho direito só pode dobrar até 45 graus. Após cirurgia, colocaram um fixador*

de joelho. Disclaimer: informações desencontradas, muitas informações. Ainda sem saber de tudo. Coisas são perdidas nas traduções. A lista ainda não está completa.

Fiz questão de colar as palavras exatamente como estavam, porque elas refletem a confusão, o caos e o horror que estávamos vivendo. Não havia ordem nem certezas, apenas uma quantidade imensurável de riscos, dores e medos.

* * *

Quando penso no hospital, a lembrança mais nítida é a da dor. Precisei ter morfina acoplada a mim, para acionar quando a dor ficava intensa demais. Lembro muito bem de como o efeito da morfina era forte, de como me relaxava instantaneamente e colocava-me lá no céu, onde parecia que tudo ficaria bem. Por isso, é uma droga tão poderosa. Por isso, vicia tanto. Ela mascarava minha realidade. O que, mais tarde, seria um problema.

No dia 7 de maio, três dias depois do acidente, saí do CTI e fui para o quarto. Minha barriga estava inchada e eu tinha muita dor.

O que se seguiu foram muitos problemas relacionados ao intestino e à alimentação. Não conseguia comer a comida do hospital. Minha mãe teve que comprar panelas e utensílios para cozinhar no hotel para mim, à noite. Mesmo assim, eu não conseguia evacuar, o que levava a mais procedimentos invasivos e chatos, e a mais dor. Os medicamentos que me davam para ajudar a movimentar meu intestino só faziam efeito nove dias depois, o que me levava a passar quase cinco horas na comadre,[1] tentando acabar logo com aquilo, tentando administrar o incômodo, a vergonha e a dor.

Não conseguia ficar em posição completamente horizontal, porque tinha a impressão de que minha cicatriz iria rasgar, então precisava passar o tempo todo sentada, apoiada em onze travesseiros, cuja posição certa, que não me gerasse maiores desconfortos, só a minha mãe conhecia. Tinha um para a barriga, um para o pé, diversos para as costas.

Eu ainda não tinha visto minha cicatriz na barriga, porque minha família, me conhecendo e sabendo como eu era vaidosa, não tocava no assunto; e, na hora de trocar meus curativos e me limpar, eu também não tinha como enxergá-la, uma vez que eles me esticavam na cama na horizontal, sob meus urros de dor — uma dor que nem consigo descrever. Eram trinta e cinco grampos de metal no meu abdômen, afinal.

No dia 8 de maio, a comunidade de brasileiros da cidade foi até o hospital demonstrar apoio e o pessoal do circo, responsável por ficar no hospital resolvendo a situação, não gostou daquilo.

"Chegaram até a ser grosseiros e isso me fez muito mal", explica minha mãe. "Não resisti. Tive uma crise nervosa, estresse, crise epiléptica. Me levaram para a emergência do hospital".

Ela escreveu no diário:

---
1 A comadre é um dispositivo urinário, que pode ser usado em hospitais e em casa, para ajudar pessoas debilitadas a fazerem suas necessidades no leito.

Estou com meu coração arrebentado, dilacerado. Um pesadelo. Rodrigo pede para eu reagir, para poder ser liberada da emergência, pois preciso cuidar da minha filha.

A primeira semana no hospital foi marcada por exames, como endoscopia, tomografias, ressonâncias e raios-X, medicamentos, dor e um nível altíssimo de incerteza e estresse.

Minha mãe ficou o tempo todo ao lado da minha cama. Não tomava banho, não fazia nada. Segurava a minha mão o tempo todo. "Eu não me afastava da cama dela. A sensação que eu tinha era que, enquanto ela estivesse segurando a minha mão, ficaria viva. Se eu soltasse a mão dela... Era a minha mão que estava segurando-a aqui".

Para ela conseguir ir ao banheiro, meu irmão tinha que apertar minha mão e ir, aos poucos, puxando a de minha mãe, porque eu não queria soltar. "Nos segundos em que eu me afastava, aproveitava para chorar no banheiro. Na frente da Stefany, não chorei. Ela precisava olhar para mim e sentir confiança".

No domingo, completou uma semana que eu estava no hospital. Era Dia das Mães. Minha mãe anotou o seguinte no diário dela:

> *Ela pediu para o Gui (Rodrigo) comprar um presente para mim, em nome dela. Muitas visitas (circo). Médicos e enfermeiras muito cuidadosos, carinhosos e atenciosos. Dia de muitas dores nas pernas e abdômen. Temos que insistir muito para que ela faça fisioterapia respiratória, o Respiron, que consiste em soprar a bolinha para subir, mas ela não*

quer de jeito nenhum fazer. Urina muito escura ainda, rins sobrecarregados. As visitas dos amigos lhe fazem muito bem, mas agora o trem foi para longe.

Outro momento de dor intensa era a hora de lavar meus cabelos. Os enfermeiros deitavam a cama e jogavam água para lavá-los. Também é importante dizer que fui muito bem tratada pelas enfermeiras. Na verdade, elas me trataram como uma bonequinha. Não sei se pela gravidade dos ferimentos, pelo tom trágico do acidente em si, meu peso, tamanho e rosto de menina ou se por uma combinação de todos esses fatores. Sei que sou, até hoje, e sempre serei, muito grata a elas e à delicadeza que tiveram ao cuidar de mim, porque não deve ter sido fácil.

Eu vomitava, perdia peso vertiginosamente, tinha mais momentos com dor do que sem ela e havia voltado a ser uma criança. Toda a sensação de liberdade e conquista que senti quando embarquei para os Estados Unidos, para viver meu grande sonho no circo, estava morta. Fui da independência total à dependência completa, incapaz de fazer os gestos mais simples, de ir ao banheiro, me lavar, caminhar.

Isso mexia no meu ego, na minha autoestima e abalava minha relação com Ernesto. Eu mandava-o embora, não queria que ele me visse naquela situação. Na minha cabeça, um namoro cheio de paixão e cumplicidade, entre pessoas tão jovens, não tinha espaço para uma situação tão degradante. Para ele, era o oposto. Para ele, esse era justamente o momento em que ele tinha que estar lá por mim, para me apoiar.

Eu não queria que ele ficasse comigo por pena. Ele, antes, me admirava, me achava linda e eu não queria perder isso. Ao mesmo tempo, queria colo, queria voltar a ser criança para ser amparada.

Minha mãe me dava comida na boca. É difícil explicar como esses cuidados maternos foram reconfortantes; e foi sempre assim, né? Quando penso na minha infância, tenho a recordação nítida de minha mãe como um anjo atento e protetor. No hospital, com saúde frágil e o emocional em frangalhos, sem falar inglês, ela deu um jeito de saber tudo o que estava acontecendo comigo, e de conhecer todas as pessoas que me atendiam. Voltava para o hotel exausta — quando chegava a ir — para, ainda, fazer comida para mim. Eu tinha um namorado que me amava, um pai zeloso, irmãos preocupados e diligentes, bons médicos e enfermeiras amorosas, e mensagens positivas tanto de amigos quanto de desconhecidos do mundo inteiro, mas não sei como essa experiência teria sido sem a minha mãe.

Diário de minha mãe:

> *Estamos cansados. É muito estresse e um se apoia no outro. É muito difícil vê-la em cima da cama. Lembro dela dançando, linda, um lindo peito de pé e seu belo sorriso, mas a esperança e a fé em Deus também são grandes. Ela também vai voltar a brilhar, no tempo de Deus.*

Em determinado momento, eu estava num estado tão desolador de dor e pessimismo que estava praticamente deprimida. Certo dia, a enfermeira veio mais uma vez cumprir o protocolo, pedindo para eu movimentar os dedos. Eu nunca conseguia. Naquele dia, porém, sob uma dor excruciante, consegui fazer o movimento.

Vi minha mãe rindo ao lado do meu leito e minha rebeldia me fez perguntar, revoltada:

— Mas como você pode rir?

Os olhos dela ficaram molhados e a voz falhou um pouco, mas logo saiu, firme:

— Porque, se você está com dor, filha, significa que está viva.

Capítulo 5
Grande demais para dançar

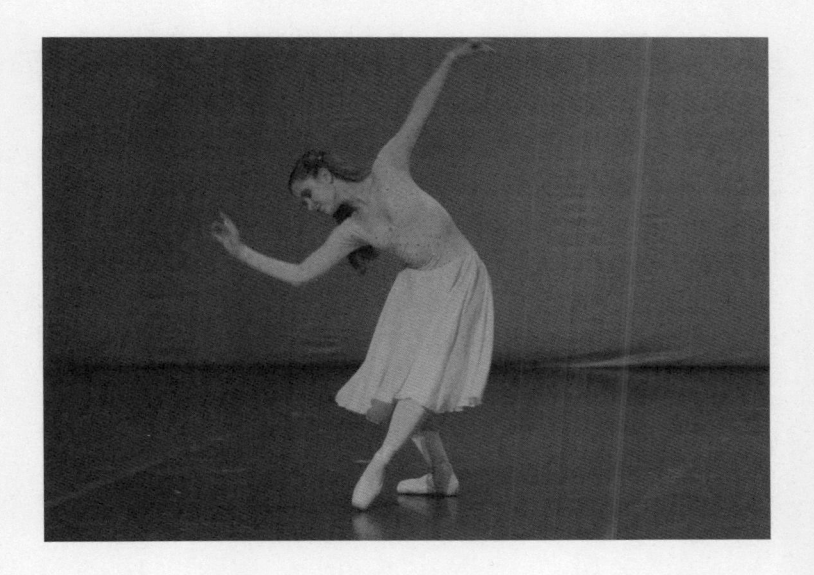

Uma cena que ilustra bem os abusos da minha professora de balé é a seguinte: eu, com dengue, em casa. Ela, no telefone: "Não importa, eu quero você aqui agora, para ensaiar!".

Sempre digo que, se minha mãe soubesse o que estava acontecendo com essa professora, que, neste livro, vou chamar de Celina, ela teria me tirado do balé antes que eu pudesse bater os pés no chão e espernear. Foi exatamente por isso que eu não contei tudo — não podia parar de jeito algum.

É fácil banalizar um termo como "relacionamento abusivo". Garanto que o que estávamos vivendo ali era a perfeita definição de manipulação e abuso de poder. Não se tratava "apenas" de uma professora exigente, gritando e humilhando suas alunas; e, claro, é só quando saímos de uma situação como essas que conseguimos enxergá-la em sua totalidade.

— Por que você tá assim? — ela me perguntou, pouco depois do dia em que me pediu para ir ensaiar mesmo estando com dengue.

Eu não estava na minha melhor forma, claro. Talvez porque minha mãe tivesse tido dengue hemorrágica e estivesse internada. Como meu pai precisou ficar ao lado dela, eu morava temporariamente na casa de uma coleguinha e não conseguia parar de pensar nas palavras do médico de minha mãe: "É melhor você se preparar, porque é muito possível que ela não sobreviva".

Então, não, eu não estava dançando tão bem. Eu era uma criança achando que perderia a mãe, a pessoa que tinha colocado a própria vida em risco para me colocar no mundo e que, desde que soube que me carregava na barriga, havia transformado minha felicidade e educação em sua primeiríssima prioridade. Uma mãe que dava uma educação de limites e regras, mas que me ouvia, me respeitava e me abraçava; beijava e dizia que me amava; que tornou minha rotina no balé o calendário de sua própria vida. Minha mãe.

— É porque sua mãe tá no hospital? — Celina pressionou.

Eu confirmei, cabisbaixa, tentando permanecer forte, tentando não pensar na minha mãe num leito, com tubos saindo dela como tentáculos. Celina olhou bem nos meus olhos e disse, com músculos faciais rígidos, olhos decepcionados e voz firme:

— A Ana Botafogo perdeu dois maridos. Um deles, ela perdeu na véspera de uma apresentação e, no dia seguinte, estava no Theatro Municipal, dançando. Porque ela é uma profissional e o público não tem nada a ver com isso.

Eu tinha 14 anos.

O mundo da dança tem dessas. A cobrança é excessiva e, principalmente naquela época, não havia muitos limites entre professor e aluno. Hoje, temos o poder de registrar interações como essas para possíveis denúncias e há mais esclarecimento sobre relações abusivas. Para mim, as palavras dela eram agressivas, mas eu nem sonhava em contar para minha mãe, porque ela estava lutando para viver. Também porque eu não conseguia imaginar minha vida sem a dança, e a frieza e crueldade da minha professora eram só mais um obstáculo a vencer. Estava nas palavras, nas alfinetadas — literalmente, ela nos espetava com uma agulha —, na forma de conduzir as aulas, em tudo.

Aos 15, quando comecei a namorar, o tratamento grosseiro se intensificou. Era como se ela passasse a me odiar. "Você vai ficar igual à Fulana" — e, sim, ela falava o nome da coitada da menina. "Ela começou a namorar cedo, engravidou e acabou com a carreira...". O preconceito dela manifestava-se em ameaças do tipo: "Vai acabar trabalhando no McDonald's".

Thaís, por ser do mundo da dança, já conhecia a fama de Celina e tem lembranças nítidas daquela época: "A Stefany usava uma cinta que ela mesma confeccionava.

Ela ia, sem a mãe dela saber, até o armarinho do bairro, comprava um elástico com uns 20 centímetros de largura, muito grosso, muito forte, e costurava em sala de aula, lá na escola; depois vestia, para afinar a cintura. Cada semana, ela costurava mais apertado".

Desde aquela viagem à Argentina, com 12 anos, eu notava as mudanças no meu corpo. Apesar de ser sempre bem magra, a puberdade deixou meus quadris um pouco mais largos e as palavras da minha professora me perseguiam, já que ela fazia questão de bradar que, depois da menarca, tínhamos que ter cuidado para não ficar mais *cheias*. "Cresce bunda, cresce tudo, então se cuidem!".

Aliás, aquela apresentação, que me rendeu o primeiro lugar na competição, foi feita sob as dores de uma cólica horrível e essa pressão se alojando no meu cérebro: *Agora eu vou ficar grande demais para dançar, meu Deus!* Saí de lá chorando. Definitivamente, não tive uma boa experiência quando fiquei mocinha.

Na mesma viagem, chegou um dia em que o grupo de bailarinas — éramos quatro meninas — esperava Celina para um ensaio e ela não aparecia. Estando na Argentina, queríamos passear e um dos pais das meninas sugeriu que tomássemos um sorvete lá perto do hotel. Eu, a mais perfeccionista entre elas, já senti um frio na barriga, como se estivesse planejando um assalto a banco. "Vamos, Stefany, ela não vem..." e eu fui.

Nunca vou esquecer a cena: estávamos voltando do sorvete quando Celina apareceu do outro lado da rua, com uma expressão horrível no rosto. Meu sorvete estava derretendo todo nas minhas roupas, porque fiquei tensa demais para continuar tomando. Quando entramos no hotel, ela disse, entredentes: "A-go-ra! Todo mundo no meu quarto!".

Um silêncio constrangedor percorreu os pais, que se entreolharam, incrédulos. Todas nós fomos para o quarto dela, onde levamos uma bronca daquelas e ficamos de castigo. "Vocês não vão mais sair do hotel, não vão para lugar nenhum!".

Minha mãe nunca iria tolerar uma coisa daquelas. Entre todas as outras, minha mãe era a que mais se impunha quando achava que algo não estava certo na forma como Celina nos tratava. Era exatamente por isso que eu raramente contava para ela o que acontecia nas aulas e ensaios. Quando ela soube que estávamos "proibidas" de sair por causa de um sorvete, logo disse:

— Mas amanhã nós vamos passear em Córdoba, não tem ensaio.

— Mãe, a gente não pode. A Celina falou que a gente não pode sair.

— Não tem essa, não, você é minha filha. Ela pode mandar em vocês na aula, mas não fora dela. Vou resolver essa situação. — E, claro, minha mãe resolveu a situação.

* * *

Outro aspecto perigoso dessa relação que eu tinha com minha professora de dança era a minha alimentação. Não é necessário muito para que uma adolescente tenha complexos e problemas com seu corpo. Para uma adolescente bailarina com uma professora como Celina, era inevitável.

Por sorte, eu tinha uma ótima amiga. Minha parceira em tudo, Thaís, logo entendeu o que estava acontecendo ao observar meus hábitos alimentares. Eu estava ansiosa para conseguir um papel numa apresentação, o que me levou a comer de forma bem escassa. Como Thaís almoçava comigo todos os dias, ela percebeu, apesar de eu não ter contado nem para ela o que estava fazendo.

A maioria das amigas teria mantido o meu segredo. Por sorte, Thaís não era como a maioria. "Eu corri para contar para a tia Eliane, dizendo 'Tia, tá estranho, ela tá comendo muito mal'. Eu sabia que a Stefany iria me odiar, mas tinha que contar. Ela até parou de falar comigo por um tempo depois disso, mas não me arrependo".

Para ela, valia a pena arriscar a nossa amizade para que eu não ficasse doente. Eu já tinha chegado ao ponto de ir ao banheiro, passando mal depois do almoço, devido aos *shakes* que tomava no lugar das refeições, e às vezes penso no que poderia ter acontecido se eu não tivesse uma amiga tão boa quanto ela.

"A tia Eliane deu aquela bronca, levou a Teté no nutricionista, fez cardápio, fez a comidinha dela, obrigou a comer e ainda me falou para ficar de olho se ela estava comendo ou não", ri Thaís hoje, falando sobre o assunto.

"Mas ela fez essa dieta maluca porque a Celina pressionava", minha mãe acrescenta. "Ela foi um problema na vida da Stefany".

Ana, que viveu as pressões da academia junto comigo, tem uma recordação de um momento em que errei numa apresentação:

"Na época, ela estava sob muita pressão com a Celina. Dava para ver o quanto ela amava aquilo, mas não estava feliz. Ela passou por muita coisa ruim lá na academia. Eu via o quanto sofria e isso me deixava muito mal. Na época, éramos imaturas e tínhamos medo de contar para nossos pais o que estava acontecendo, e eu via sofrimento nos olhos dela. Teve um festival em que ela estava dançando com um menino e, quando foi fazer um arabesque, caiu de cara no chão. Na hora, a gente sabia que ela estava morrendo de medo, porque levaria uma bronca absurda da Celina e, além disso, estava sentindo vergonha e uma dor física forte, mas ela se levantou e continuou dançando, como se absolutamente nada tivesse acontecido. Eu pensei: *Como essa garota é resiliente*".

Minha amiga Thabata viveu essa guerra junto comigo. Ela tem uma lembrança vívida da pressão que sentíamos e como estava nos afetando:

"Na época do balé, a gente foi fazer tipo um curso de férias em Brasília, onde tinha um festival, mas também uns workshops com vários professores internacionais. Foi difícil, porque era muita cobrança, um festival muito grande, muito importante, com escolas do mundo inteiro e muitas aulas por dia. Tinha umas premiações em dinheiro para a melhor bailarina, melhor escola, melhor grupo, então era muita pressão.

"A gente passava o dia todo fazendo aula, para aproveitar a oportunidade de estar com aqueles profissionais e, no final do dia, tínhamos que ensaiar as coreografias. Ou seja, era o dia inteirinho dançando. Até aula no hall do hotel chegamos a fazer, num sábado em que não havia outro lugar para a aula".

Eu lembro que Thabata e eu nos sentamos no chão para conversar e, do nada, começamos a chorar, nós duas, em perfeita sincronia.

— Não aguento mais, isso não é vida. Isso é muito difícil... — uma de nós falou baixinho, com o rosto molhado.

— E nada tá bom, nada é o suficiente — a outra complementava.

"Era uma cobrança tão grande", Thabata conta. "A gente tinha 15 anos. O mais bizarro, quando converso com a Stefany e as outras meninas, é que nos perguntamos por que não pegamos o telefone e contamos para as nossas mães o que acontecia? Por que não falamos que não estávamos felizes, que não estava legal, que estava um saco lá, que sofríamos? Aposto que as mães fariam uma vaquinha, comprariam passagem e buscariam a gente lá. Naquele dia, a gente chorou de soluçar."

Era uma exaustão acumulada há anos e anos. O corpo doía, a alma doía. Não vivíamos como adolescentes normais, mas amávamos demais a dança para acabar com aquilo. Até porque isso é normalizado no mundo da dança, então ficamos com a impressão de que é a única possibilidade. Se você quer dançar e ser boa nisso, precisa aguentar a pressão.

"Até tinha um menino lá, que não era do nosso grupo, que ficou preocupado", Thabata lembra. "A gente não tinha nem maturidade para entender o que estava acontecendo. Estávamos de férias, era para a gente estar se divertindo, feliz. Tá certo que era uma competição importante, mas nem éramos profissionais, éramos amadoras. Foi um momento de muita dor, de lavar a alma, mas foi bom saber que não estávamos sozinhas, que era normal sentir aquilo."

O desgaste físico era intenso, assim como o emocional.

"O dia inteiro tínhamos medo, medo de errar, de decepcionar", Thabata explica. "Perdemos o amor, perdemos o prazer de fazer aquilo".

Havia vezes em que ensaiávamos no palco, junto com outras academias. Celina segurava um microfone e, na frente de todo mundo, gritava: "Stefany, isso tá uma merda! Quando você sair daqui, vai levar um esporro!".

E não era só comigo, era com todo mundo. Ela sentia prazer em nos expor e humilhar na frente dos outros. Outros, aliás, com quem nem tínhamos permissão para conversar. Não trocávamos nenhuma palavra com bailarinos de outras academias, quando estávamos no mesmo camarim. Nem olhávamos para os lados.

Havia mais coisas acontecendo naquela academia de dança, coisas piores, que relutamos em contar para todo mundo, mas que, no futuro, seriam amplamente noticiadas e colocariam o responsável na prisão.

Na época, não tínhamos câmeras nos celulares para gravar, muito menos noção dos limites entre nós e um professor. Quando se trabalha com o corpo, toques dos instrutores são comuns e, naquela idade, era difícil entender com clareza o que estava acontecendo.

Quando alguém mencionava algo à Celina, ela defendia o professor e piorava ainda mais sua atitude em relação à aluna. Estávamos numa panela de pressão, sendo abusadas moral e fisicamente por pessoas em quem confiávamos.

Chegou um momento em que juntamos as meninas e tivemos uma longa conversa. Ninguém mais aguentava a situação.

"As meninas decidiram todas sair da academia de dança, num boicote. Foi quando vi que eu e a Stefany, além de sermos grandes amigas, tínhamos os mesmos valores, as mesmas opiniões sobre o que estava acontecendo de errado ali", conta Thabata.

Decidimos ir para outra escola de dança. Celina ficou desnorteada, com medo de perder três alunas importantes — eu, por exemplo, era a solista dela — e tentou apaziguar a situação, pedindo para que tirássemos um "tempinho para pensar" e tentando convencer minha mãe a me manter na academia. Minha mãe disse: "Você não está entendendo, ela vai sair".

Eu morria de medo dessa saída, porque Celina acabava com todo mundo que ousava sair da academia dela, espalhando fofoca, falando mal. As carreiras acabavam para quem a deixasse. Ela dizia que todas as outras academias de dança eram péssimas, que a dela era a melhor e, claro, nós acreditávamos.

Tempos depois, ficamos sabendo que ela tinha espalhado entre outras alunas e professores que tinha sido *ela* quem pediu para que nós saíssemos da academia. Que era ela que não nos queria mais ali.

Minha mãe sugeriu que eu fizesse aulas em outro lugar mas, muito triste, com um peso enorme no coração, eu disse que não seria mais bailarina. Eu me lembro bem da conversa:

— Como assim, minha filha? A sua vida toda você só quis ser bailarina.

— Eu não quero, mãe, eu não aguento mais. Eu quero ter uma vida, chegar da escola e sair com meus amigos ou só sentar no sofá e não fazer nada.

— Minha filha, pensa bem...

Minha mãe não queria me pressionar, mas sabia o quanto aquilo era importante para mim e queria que eu enxergasse a situação para além daquele momento de incerteza e frustração. E, claro, ela estava certa.

Quando saí da academia, passei alguns meses sem dançar. Meu corpo mudou um pouco, houve um ganho de peso, por exemplo. Certo dia, fui buscar minha sobrinha na escola e acabei encontrando com minha primeira professora de balé, Nathália, que ficou chocada ao saber que eu tinha parado de dançar.

— Stefany, você não pode parar, você tem muito talento, não pode fazer isso — ela disse, angustiada. — Você não pode acreditar na Celina.

Essa professora também tinha tido problemas com Celina e não trabalhava com ela há muito tempo. Ela sabia que Celina nos manipulava. Sugeriu que eu fosse à outra academia, o Grupo Cultural de Dança Ilha, insistindo para que eu, pelo menos, fizesse uma aula experimental.

Eu não enxergava ainda o que era o Grupo, porque Celina havia colocado em nossas cabeças que a companhia dela era melhor do que as outras. Só que, hoje, eu enxergo o quanto o Grupo Cultural era superior à academia dela. O nível dos profissionais era outro. Dezenas de artistas saíram de lá e foram dançar fora do Brasil, e uma das primeiras bailarinas do Theatro Municipal foi formada lá. Só que, na época, eu não compreendia que havia alternativas.

Para mim, era praticamente o fim do meu sonho.

* * *

Eu estava errada.

Fiz a aula teste com o único intuito de mostrar à minha mãe que eu tinha tentado, mas realmente queria parar. Em vez disso, assim que comecei a dançar, fui tomada por uma avalanche de sentimentos intensos. Meu corpo sabia, mesmo quando minha cabeça estava confusa. Meu coração, então, não tinha dúvidas — eu precisava dançar.

A professora era humana, carinhosa. Nos corrigia sem mudar o tom da voz, sem nos humilhar, de maneira calma e didática. As outras meninas dançavam com disciplina, mas também com prazer, sem tensão, sem ansiedade. Eu me apaixonei de novo pela dança.

Ao voltar para casa, soltei:

— Mãe, quero fazer aula lá.

— Eu sabia, filha, eu sabia.

— Com uma condição: eu não quero participar de festivais.

Os festivais haviam sido a pior parte da minha experiência na academia de Celina. Eu não conseguia dançar com amor. Cada movimento era carregado de medo de errar. Eu nunca vou me esquecer de quando ganhei o festival, lá na Argentina. Estava segurando minha medalha, minha mãe toda entusiasmada me aplaudindo, quando Celina falou:

— Não tem nada para comemorar. Eu nem sei por que você ganhou.

Então estava decidido: eu iria dançar só pelo prazer de dançar, sem intenção de participar de nenhum tipo de competição. Essa decisão não duraria muito, claro, mas me deu a leveza para ressignificar a dança para mim, encontrá-la de novo e reencontrar-me nela.

No Grupo Cultural, eu estava em um ambiente mais saudável e fiz novos amigos. Entre eles, Edson, que explica bem como eu estava mais leve quando me afastei de todo o abuso:

"Conheci a Stefany em 2011, quando ela entrou no Grupo Cultural. Eu lembro que ela tinha falado que ia parar de dançar por causa da experiência na escola anterior, com a outra professora dela. Ela estava fazendo aula só para se divertir, não queria mais ser profissional.

"Eu era bolsista de escola pública, então sempre me senti diferente no meio das meninas ricas. Quando a Stefany chegou, ela trouxe um espírito mais bagunceiro para a turma, levantando os braços e gritando 'e aí, tudo bem?'".

Uma menina do grupo, que Edson estava coreografando, acabou ficando doente e ele me mandou uma mensagem me convidando para dançar no grupo. Eles viajariam para Belo Horizonte e ele confiava muito no meu talento.

Edson relembra:

"Ela estava meio traumatizada. Acabei a convencendo a dançar e, como a inscrição era de graça e não era um grande comprometimento, ela foi. Nossa diretora coreografou um solo para ela e foi nessa viagem que ficamos muito amigos. A Stefany animava a galera. Antes dela, as meninas da escola eram muito santinhas, muito Jardim Guanabara. A Stefany e eu colocamos lenha na fogueira".

A professora, Patrícia, acabou coreografando um solo para mim, porque ela achava um desperdício eu pagar uma viagem para Belo Horizonte apenas para dançar com o grupo. Ela sabia que era uma boa oportunidade para eu ser vista e, claro, quando uma bailarina se destaca, é bom para a academia também.

Na academia de Celina, quando ganhávamos troféus e medalhas, eles ficavam na parede dela, não com as bailarinas. Eu estava vivendo uma realidade oposta no Grupo Cultural. Ensaiava o solo sem que a professora gritasse comigo. Cheguei até a estranhar.

Eu estava fazendo tudo o que eu tinha prometido não fazer. No entanto, o clima era outro. Só para comparar, na viagem Patrícia saía conosco para passear e se divertir. *Peraí*, eu pensava, *a gente pode passear? Não estamos aqui só para dançar?*

Ganhei o primeiro lugar dançando meu solo e, quando ganhei, passei para outra final, que seria em Indaiatuba, em São Paulo. Terminei esse festival pensando: *era para ser só um festival, agora já é outro... O que está acontecendo?*

Patrícia criou outro solo para mim e me perguntou que música eu queria dançar. Pedi "Kiss from a Rose", do Seal. A coreografia que ela criou foi perfeita para mim. Todos os meus amigos que viram disseram que foi uma dança linda, que parecia que eu estava possuída pela música.

Assim, acabei me encontrando não só no balé, mas também no jazz e no contemporâneo. Um dos aspectos da minha dança que sempre era elogiado era a minha expressão; e balé é interpretação. Nessa nova fase, eu conseguia misturar o balé clássico com novas formas de me expressar, usar meu cabelo mais solto, movimentar-me de forma leve e fluida. A cada dança, eu me libertava mais.

Quando dancei em Indaiatuba, minha professora falou:

— Você estava tão linda, tão linda!

Aquilo quebrou o gelo que restava dentro de mim. Era, sim, possível dançar bem e com amor.

Ganhei o prêmio.

Foi uma época muito boa para mim e para os meus amigos. Íamos muito às festas, nos divertíamos, curtimos nossa adolescência do jeito que merecíamos. Era uma nova fase, em que eu me sentia mais livre, mais eu.

Edson conta:

"Quando não estávamos ensaiando juntos, a gente saía para se divertir. Tinha filme, festa, pagode... Tinha um lugar onde a cerveja era dez centavos e só podia pagar com moeda, então a gente guardava moeda a semana inteira para sair no fim de semana.

"Eu lembro dessas festas e das coisas que a gente aprontava. A Stefany, com uns 16 anos, tinha uma identidade falsa para entrar nas festas e a moça na foto tinha cabelos pretos. A Stefany, loiros. Eu lembro de a mulher na entrada questionar se era mesmo ela na foto e a Stefany falar 'Sim, é que eu pintei o cabelo de loiro' e a mulher responder 'Nossa, te rejuvenesceu, ficou bem melhor assim'".

Edson dá gargalhadas ao lembrar disso.

Na academia, eu comecei a dar aulas. Viajava, dançando com paixão e leveza. Tudo estava ótimo. Quando algumas meninas me abordaram, falando que haveria uma audição para um circo, achei tudo muito estranho; afinal, eu não sabia nada sobre aquele mundo.

Aos poucos, descobri mais sobre a audição. O circo contratava artistas de diversos países para performar nos espetáculos. Os bailarinos moravam em um trem que percorria os Estados Unidos inteiro. Parecia tudo uma grande aventura e, bem... eu era aventureira.

A essa altura, já tinha conversado com meus pais sobre faculdade. Eu tinha 17 anos e não me via fazendo outra coisa além de dançar. O Brasil tem muitos talentos, que acaba involuntariamente exportando, uma vez que, no exterior, temos condições melhores para viver de dança.

Meu pai reconhecia meu amor pela dança e fez um acordo comigo: ele me bancaria até os 22 anos, para eu continuar dançando. Porém, se minha carreira não se firmasse até lá, eu teria que fazer uma faculdade, assim como meus irmãos tinham feito. Agradeci a ele e levei o comprometimento a sério.

Quando apareceu a oportunidade de fazer a audição para o circo, eu pensei que tentaria, só para ver como era. Não poderia ser contratada mesmo, porque ainda não tinha 18 anos, então encarei como quando meu pai me disse para fazer o ENEM, só para ter a experiência de fazer a prova e saber o que esperar dela. Aquela audição, para mim, era só uma experiência...

E ela mudaria tudo, para sempre.

Capítulo 6
Quem mandou fazer coisa arriscada?

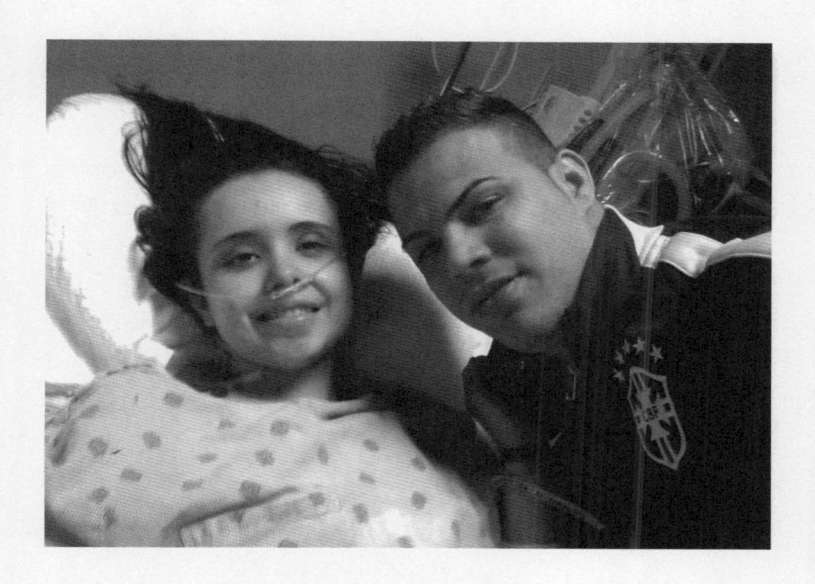

As variações psicológicas foram uma montanha-russa desde o primeiro dia. Quando entendi o acidente, a comoção internacional e a atenção que a mídia estava dando para a história, fui criando uma conexão ainda mais forte com as outras meninas.

Era uma história que pertencia a nós oito. Se, antes, já precisávamos ter uma relação de confiança para desempenhar o ato juntas, quando tudo isso aconteceu tivemos que nos unir ainda mais. O acidente solidificou o vínculo entre todas nós.

Em um primeiro momento, em que eu ainda não tinha dimensão dos meus ferimentos, agradeci por estar viva. Depois, começou o desgaste. É uma estrada muito longa. Não existe preparação psicológica ou espiritual que ajude uma menina de 19 anos a não passar por essa oscilação.

As dores ficavam maiores, assim como os medos. Chegava tudo aos poucos. Eu ia entendendo a seriedade dos meus diagnósticos a cada nova informação, dada com cautela, a conta-gotas. Comecei a vislumbrar as sequelas que teria. Passei a encarar a possibilidade de não poder voltar a dançar.

O ego pega muito para o artista, apesar de eu não entender isso na época. O ego do artista — a pessoa que ousa fazer coisas extraordinárias e ultrapassar limites, competindo o tempo todo consigo mesmo e cada vez mais levando seu corpo a novos extremos — é algo delicado.

A fraqueza física afeta o psicológico, que afeta o espiritual. As dores no corpo, a incerteza, a vulnerabilidade... essas coisas se misturam, são inseparáveis.

As matérias dos jornais mostravam uma situação que já estava resolvida, um "susto" que levamos, mas tinha ficado tudo bem. Só que estávamos hospitalizadas. Não foi um "susto", ainda estávamos vivendo o pesadelo.

As mensagens chegavam: "Força, você é forte. Já passou por um monte de coisa".

Eram mensagens lindas, mas, na hora da dor, da falta de clareza, não ajudavam. Sou grata por cada uma delas, de verdade, mas era como se qualquer poder que tivessem de me ajudar não funcionasse. Sem contar que receber mensagens de pessoas com quem, no passado, eu tinha me desentendido, com quem não falava há anos, dizendo "Ah, melhoras, você vai sair dessa", não era fácil. Eu nunca sabia o que era real, o que era deboche. Eu nunca tive inimigos, mas nessa carreira há muita competição, inveja e inimizades. Às vezes, eu pensava que elas estavam falando aquilo para fazer as pazes comigo, porque achavam que eu fosse morrer. Tudo isso me abalou.

Minha mãe me dizia que eu sairia daquela situação, que voltaria a subir numa sapatilha de ponta, mas eu tinha medo de acreditar nela e me decepcionar, então as palavras não confortavam. Parecia impossível. Eu não me permiti ter muitas esperanças, porque sabia que, se não desse certo, eu não conseguiria lidar com a decepção. Era mais fácil não ter esperanças do que correr o risco de passar por mais uma frustração devastadora.

O tempo no hospital não passa. As pessoas ao meu redor estavam me protegendo das notícias ruins e mensagens negativas, mas eu enxergava nos rostos delas que havia mais coisas acontecendo. Eu via o cansaço da minha família e pensava: *eu estou causando isso*, e me enchia de culpa por fazer eles sofrerem.

Hoje, a repulsa às cicatrizes já está superada, mas, no começo, doía a minha alma. Entendo que, para algumas pessoas, pareça algo superficial, mas para a Stefany de 19 anos, era uma dor de verdade. Foi algo que bateu na minha vaidade. Eu ficava pensando *Não vou poder usar biquíni, nunca mais vou poder mostrar minha barriga*.

Eu estava vivendo a melhor fase da minha carreira, descobrindo-me dentro do circo, passeando, fazendo planos, sentindo-me independente e livre e, de repente, naquele hospital, eu era só ossos, estava enjaulada no meu universo.

Esses dias me fizeram enxergar as verdades duras. Não era só ter força e esperança. É difícil enxergar um futuro maravilhoso numa situação dessas. Eu tinha medo de voltar a ser dependente, porque minha liberdade era importante para mim. Tinha medo de não ter domínio do meu corpo.

Outra questão era a profissional. Eu não tinha plano B, porque nunca me imaginei sendo nada além de bailarina. A noção de ter que voltar à estaca zero e descobrir uma nova profissão, porque minha carreira tinha acabado, era apavorante. Não era a vida que eu tinha sonhado para mim e pela qual tanto tinha batalhado.

Por dentro, eu era imensa. Uma jovem com milhões de oportunidades e possibilidades. Depois do acidente, senti-me do tamanho de uma semente. As pessoas perguntavam "e agora?", "como vai ser?", "e o seu futuro?".

"Não foi por mal, mas nós, família e amigos, não falávamos isso para ela porque sabíamos que doía muito. Só que houve algumas pessoas que perguntavam, sim. Chegavam até a falar 'e agora, página virada? Vai fazer o que da vida?' e ela não estava pronta para pensar nisso. Doía demais", conta Thaís.

Eu tinha condições de ver algumas coisas no celular. Um dia, abri no site do G1 uma matéria sobre o acidente. Por um lado, era reconfortante ver, na parte de comentários, a comoção e as mensagens positivas, porque me sentia menos sozinha. O carinho foi bom, eu agradeço por ele.

Por outro lado, tive que ler coisas assim: "Síndrome de vira-lata, brasileiro que quer sair do país para vencer na vida... Bem feito!". "Quem mandou fazer coisa perigosa, tava pedindo pra isso acontecer". "Valeu a pena. Com uma indenização, até eu passava por isso".

Eu só conseguia pensar *Não é possível. Como pode ter gente assim no mundo?* Eu, passando pelo pior momento da minha vida, e as pessoas achando que eu merecia aquele sofrimento. E, ainda pior, que tinha sido bom para mim!

Guardei muito ressentimento desses comentários por muito tempo, confesso. Meu mundo tinha acabado. Minhas piores fotos circulavam na internet, na televisão. Todo artista é movido pelo desejo de reconhecimento por seu bom trabalho, não pelo desejo de fama. Eu não queria ser conhecida por um acidente, e sim por ter feito as pessoas felizes. Eu lutei a vida inteira para ser reconhecida por algo bom e, no final... o reconhecimento pela tragédia foi muito maior.

Lembro bem de uma madrugada em que tinha que fazer xixi, mas as enfermeiras estavam correndo muito, ocupadas. Eu não estava mais de sonda, então o procedimento era apertar o botão, esperar a enfermeira vir, me virar como uma boneca, colocar a comadre debaixo de mim e, depois, me virar de novo, recolher a comadre... Era isso toda hora. Algo tão simples quanto urinar transformara-se numa tarefa para a qual eu dependia de terceiros... e esse era o menor dos meus problemas.

Naquela noite, quem apareceu para me ajudar foi um enfermeiro homem e eu disse que não ia conseguir. Decidi esperar por uma mulher. Fiquei quase berrando de tão apertada, até que minha mãe teve que sair atrás de alguém sem saber falar inglês, coitada. Era como se essas pequenas coisas pesassem cada vez mais.

Cheguei a um ponto em que não queria nem abrir a boca para falar, de tão exausta que estava. Recebia visitas e não queria ter que forçar sorrisos para eles, mas, ao mesmo tempo, estava grata por estarem lá. Eu só não queria mais falar com ninguém. Foi nessa época que o hospital mandou uma psicóloga me ver, mas eu não queria muito saber de conversa. Não era pirraça, eu realmente só não aguentava mais.

Antes, eu era uma pessoa muito sensível. Chorava só de alguém falar de um jeito mais agressivo comigo. Sem intenção, fui criando uma casca para me fortalecer, porque não aguentava mais ser um fardo para ninguém. Eu não queria preocupar as pessoas.

Enquanto criava essa casca, fui deixando de exteriorizar meus sentimentos. Como resultado, só fui fazer terapia oito anos depois do acidente.

Quando você passa por uma coisa dessas, quer ser acolhido por quem viveu coisas parecidas e, portanto, entende você. Então encontrei essas pessoas na internet e ouvi muitas histórias. A maioria não aguenta. Muita gente desiste e até tira a própria vida, então me sinto abençoada por ter conseguido.

Ernesto foi a pessoa mais importante para a minha recuperação. Foi a primeira pessoa que vi ao acordar e ele estava em prantos. Minha família era muito protetora, então ele tinha que encontrar o seu papel lá sem interferir nos desejos deles, o que obviamente foi muito desafiador. Ele só podia cuidar de mim quando havia uma brecha.

Eu não facilitei a vida dele. Dizia "Você só está aqui para não ficar feio para você" ou "Vai viver sua vida, não precisa ficar aqui comigo. Eu não tenho escolha, mas você tem".

Eu realmente achava que ele não queria estar ali. Ele lutou muito por nossa relação. Poderia ter usado minha rejeição e até a presença dominadora da minha família como desculpa para se afastar, mas Ernesto lutou para ficar lá, ao meu lado.

Ernesto relembra:

"Uma vez, a Stefany me falou para voltar para o circo. Falei 'Nós vamos ficar aqui: você, a Luna e eu'. Eu não me imaginava um minuto longe da Stefany, mas aproveitava quando os pais estavam com ela para voltar ao hotel e cuidar da Luna. Eu ficava o dia inteiro no hospital e só voltava para o hotel à noite.

"Todos os namorados das meninas acidentadas estavam no mesmo andar, então todo mundo se mobilizou junto para atender a elas coletivamente. Trabalhando no circo, sabemos que há riscos, mas confiamos em nós e confiamos que o resto também está correndo bem. A gente nunca pensa que o erro vai ser do outro, muito menos de uma estrutura. O que aconteceu naquele dia não foi o erro técnico de uma menina.

"Então sabemos que é perigoso, mas confiamos. Eu costumava amar ver o ato dela, era lindo de assistir. A Stefany transmitia algo lindo. As meninas depositavam a confiança delas na estrutura, cuja responsabilidade era de outra equipe. Ninguém esperava aquilo, ninguém. A estrutura tinha sido feita para aguentar".

Widny, que caiu comigo no acidente, foi uma das primeiras pessoas a fazer força capilar sozinha, antes de eles decidirem fazer uma coisa maior. "O ato em que a Stefany participou, era a primeira vez que eles faziam hair-hanging com oito pessoas", ela explica. "Eu achei loucura. Meu pai e meu tio também acharam perigoso. Como eu estava de cabeça para baixo, com a Stefany pendurada em mim, eu e ela éramos as mais vulneráveis naquele ato".

Pensando em como o ato estava ganhando poder, ela especula sobre o que poderia ter acontecido: "Se o acidente não tivesse ocorrido, estaríamos até hoje fazendo esse número, porque era algo muito inédito e impressionava a plateia. Eu não duvido de que o próximo passo para nós fosse o Cirque du Soleil, não duvido mesmo. Já éramos conhecidas pelo que fazíamos".

* * *

Um dia, logo no começo, quando minha barriga ainda estava aberta, os médicos entraram para trocar o curativo, então Ernesto, como instruído, saiu do quarto. Só que ele esqueceu a carteira bem ao lado do leito, então voltou para o quarto e abriu a cortina.

Ernesto conta:

"Até hoje, quando estou fazendo uma refeição e corto um pedaço de carne, lembro da Stefany porque, quando abri a cortina, vi dentro da barriga dela. Toda vez que corto carne, dez anos depois, a imagem me vem à cabeça.

"Mexeu muito com ela, com a autoestima dela, não se sentir mais bonita quando estava no hospital. Para mim, ela continuou linda. Meus sentimentos nunca mudaram.

"O que senti quando a vi sorrindo pela primeira vez... Isso não se perde, o amor não se perde. Vamos chegar a ser velhinhos juntos, um dia. Nossos corpos vão mudar. O amor, nunca.

"Um dia, ela me mandou embora e disse: 'Olha meu corpo, olha minha cicatriz, olha como estou feia. Eu não tenho opção, mas você largou tudo por mim e você tem escolha!'. Eu calmamente respondi: 'Não está sendo legal o que você tá falando. Se o problema é a cicatriz, eu faço uma agora mesmo, sem medo nenhum'. Peguei uma tesoura e falei que ia me cortar. Ela finalmente me levou a sério".

A luta estava apenas começando. Uma luta interna, uma guerra do corpo para permanecer vivo. Teríamos que ver uma por uma das meninas do acidente recebendo alta e indo para Boston, fazer fisioterapia, enquanto meu quadro oscilava como um pêndulo, ora indicando que eu melhorava, ora me jogando nos braços da morte mais uma vez.

Capítulo 7
O maior espetáculo do mundo

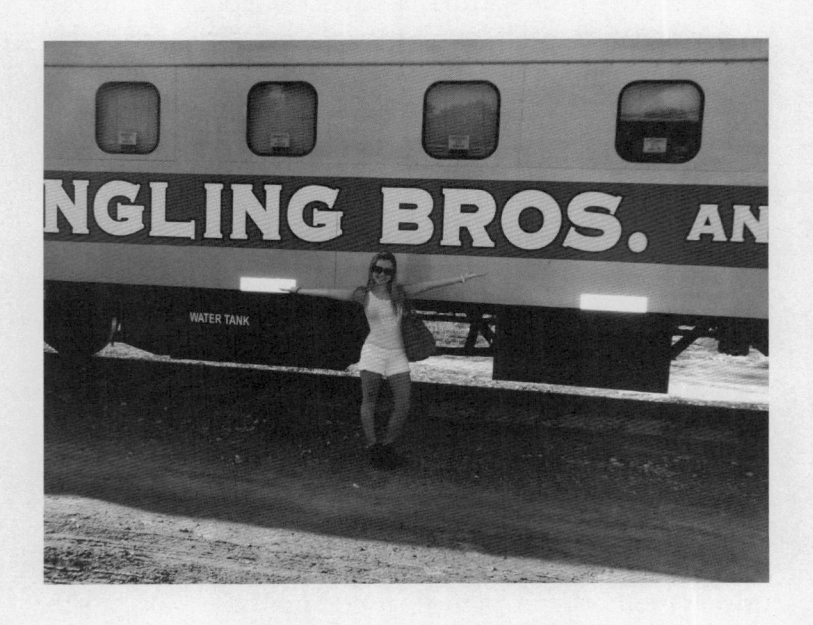

Antes de fazer o teste para o circo, eu chamei várias amigas minhas da dança para ir também. "Vamos", eu insistia, "só para ver como é".

Uma dessas amigas foi Helena.

"Eu só fui para a audição do circo porque ela me arrastou", ela recorda. "A audição deve ter sido em julho ou agosto de 2012. A Stefany, a Flavinha e a Isadora queriam fazer, só que eu já tinha feito essa mesma audição um ano antes. Passei na primeira fase, mas não fui ao segundo dia porque, quando pesquisei sobre esse circo, vi que eles tinham animais no espetáculo e não conhecia ninguém que trabalhasse lá, para saber se era legal ou não. Acabei não me sentindo segura o suficiente".

Eu continuei botando pilha na Helena, pedindo para que ela fosse, nem que só para nos dar apoio moral, por já conhecer a audição. Mas ela ainda estava reticente. Acabou que encontramos alguém que conhecia o circo e explicou que eles tratavam bem os animais. Entendemos melhor como o circo funcionava e ficamos mais tranquilas para a audição. Helena topou ir.

"Na época, eu estava namorando super firme. Todo mundo achava que a gente fosse se casar. Também estava cursando o terceiro período de Relações Internacionais, com a vida mais estruturada. Era um dos motivos pelos quais eu não queria fazer a audição, porque achava que já estava tudo ok na minha vida. Fui mais para acompanhar elas e não quis me mostrar muito. Só que a gente acabou se destacando e passando", conta Helena.

Eram dois dias de audição e, no terceiro, já a assinatura do contrato. É como uma entrevista de emprego: você vai se realmente quer passar e deseja aquela vida. Como meu objetivo não era esse e a possibilidade de conquistar uma vaga nem passava pela minha cabeça, menti na minha inscrição, escrevendo que tinha 18 anos. Na minha cabeça era simples: como eu não passaria, ninguém nunca iria descobrir e, como eu sabia que não tinha chances, não me pressionei tanto. Mesmo sabendo, por exemplo, que o coreógrafo que comandava as audições era simplesmente o Kevin Wilson. Só para se ter uma ideia, ele já dançou com a Madonna, Cher,

Beyoncé, Britney Spears e Janet Jackson. Ele coreografou várias cenas de filmes e shows da Broadway. Mesmo sob seu olhar, eu me permiti me divertir. Me soltei. Tirei totalmente a pressão envolvida no processo de audição.

Havia diversas etapas; tínhamos que dançar fingindo cantar, improvisar, aprender coreografias... Eu, na certeza de que não tinha nenhuma condição de passar, curti a experiência e, claro, fiquei surpresa quando Helena e eu passamos para o segundo dia.

Voltando para casa, minha mãe me puxou de lado:

— Vem cá, Stefany... Não tem como você passar nessa audição, não, né?

— Claro que não, mãe...

Preciso explicar que minha mãe, católica, que se dava muito bem com o espiritismo, havia recebido uma mensagem espiritual, dizendo que eu passaria na audição; na época, ela não me contou, para não "interferir" na minha dança. Na cabeça dela, havia um grande conflito: ela não sabia se acreditava em tal mensagem nem se deveria me impedir. Ela escolheu deixar as coisas acontecerem.

No segundo dia, eu estava muito dolorida. Era muito cansativo. Só que continuei me divertindo, enquanto me entregava para a dança. Quando já eram nove horas da noite, das duzentas meninas que haviam começado, só restavam algumas. Só havia umas dez vagas para um emprego no circo. As meninas brasileiras que já trabalhavam no circo estavam lá, para ajudar nas audições e, também, para traduzir. Foram elas que nos chamaram, anunciando, com entusiasmo:

— Parabéns, vocês passaram!

Opa, opa, peraí! Aquilo não estava nos planos. Naqueles segundos, eu só consegui pensar: *Ferrou, ferrou!*

Chorei muito de felicidade, mas, ao mesmo tempo, meus pensamentos corriam: *Minha mãe vai surtar, eles vão descobrir que eu menti minha idade, o que eu vou fazer? Mas, ai, meu Deus, passei, passei!*

Às lágrimas, liguei para a minha irmã:
— Passei, passei!

Quando falei para a minha mãe, ela também chorou:
— Calma, calma!

Uma menina aproximou-se para tirar minha foto e eu, trêmula e com a voz bem baixinha, falei:
— Olha... eu tenho 17 anos, mas vou fazer 18!

Era 31 de julho. O contrato seria assinado em 1 de agosto e meu aniversário de 18 anos seria em 13 de fevereiro do próximo ano. Priscila, uma ajudante da audição, me acalmou, falou que achava que seria possível.

Do grupo de amigas que eu levei para a audição, apenas eu e mais uma fomos aprovadas: justamente Helena.

"Era abrir mão de toda a vida que você conhece para fugir com o circo, por assim dizer", Helena conta. "Foi essa coisa de decidir, um processo de falar com a família e tal, e nós duas fomos no dia seguinte assinar os papéis. Fui designada para a unidade vermelha, que começaria a montar os shows em novembro, e a Stefany acabou entrando na unidade azul, que era só em janeiro ou fevereiro de 2013, porque o show da unidade dela já estava montado e ela entraria no segundo ano dele".

Eu lembro bem daquela noite: cheguei em casa, todo mundo estava lá. Houve uma grande celebração, todos chorando. Quando os amigos dos meus pais do grupo de oração foram embora, nós conseguimos nos sentar — eu, meu pai e minha mãe — e ter a grande conversa:

— Minha filha, estou numa sinuca de bico em que nenhuma mãe quer estar — ela falou, chorando muito. — Você ainda me parece muito criança, apesar de ser madura, mas não posso te dizer "não", porque, se fizer isso, você nunca vai me perdoar.

Se ela falasse "tenta ano que vem", seria possível que eu não passasse. Eu era muito boa, mas, talvez, os outros se saíssem melhor. Talvez, algo desse errado. Eu não tinha garantia nenhuma de que, se deixasse aquela oportunidade para o ano seguinte, passaria na audição.

Do que me lembro bem é de que foi uma decisão em conjunto. Meus pais ligaram para os meus irmãos e tudo foi discutido com calma. Foi uma cúpula familiar, para decidir se eu ia ou não.

Naquela noite, não dormimos e, no dia seguinte, fomos eu, meu pai, minha mãe e meu cunhado para assinar os contratos. Meu cunhado foi por ser a única pessoa mais jovem da família disponível no dia. Os responsáveis pela audição mostraram vídeos do circo e do trem e explicaram como tudo funcionava, então realmente não deixaram os artistas e suas famílias com sensação de insegurança.

Acabou dando certo eu me encaixar na unidade azul, como vou explicar mais para a frente. Parece que tudo fluiu para facilitar aquela minha decisão.

Eles chamavam uma a uma para tirar medidas, assinar os papéis, tirar dúvidas... Eu sentia meu coração acelerado.

— Stefany!

Lá estavam o diretor artístico e a mulher que coordenava a comunicação entre artistas, circo e famílias, a Elvira. Eles me deram meu contrato e, quando me entregaram os papéis, falei de novo:

— Elvira, eu tenho 17 anos, mas vou fazer 18 em fevereiro.
— Então você não vai poder ir.

A minha lembrança desse momento é sonora. Todo mundo soltou um "Ahhh..." que era quase como uma bexiga sendo esvaziada aos poucos. O mundo parou de girar. Foi uma pausa no tempo.

Botei a mão na cabeça.

O diretor americano disse:

— Eu gostei dela. Quero que ela vá, sim.

Discutimos as datas por algum tempo e foi determinado que, entre janeiro, quando eu teria que me juntar ao circo oficialmente, e fevereiro, meu aniversário, eles estabeleceriam o que chamam de *"guardianship"*. Durante esse período de um mês, outra pessoa seria designada para responder legalmente por mim, em questões específicas e quando necessário.

Eu lembro que houve uma comoção quando ele falou isso, um alívio que acometeu todo mundo que estava lá. Assinamos o contrato. Brinquei com o meu pai: "Nem vou precisar fazer esse ENEM, né?".

A verdade é que, aos 16, eu já era uma bailarina profissional. Já tinha me formado como bailarina clássica, tinha minha carteira de trabalho e era vinculada ao sindicato.

Era a hora da realização de um sonho. Tudo o que eu tinha projetado para meu futuro — dançar balé no exterior — estava acontecendo, meio que por acidente, meio que por predestinação (jamais saberemos), antes mesmo que eu completasse 18 anos.

Como disse Helena: "A gente teve que tomar uma decisão muito grande muito rápido, um ato de coragem mesmo".

* * *

Por incrível que pareça, eu não tive medo. Não falava inglês. Uma vez que meus dias eram totalmente ocupados pela dança, nunca tinha tido tempo para estudá-lo. Depois que assinei o contrato, ainda levou um tempo para cair a minha ficha, para eu entender o quanto aquilo era definitivo.

Nos meses seguintes, fiquei bastante ansiosa. Contar para as pessoas que eu tinha passado e que me juntaria ao circo nos Estados Unidos era quase como contar para mim mesma, diversas vezes, até o fato entrar na minha cabeça.

Eu tinha sido a filha milagre dos meus pais. Quase uma filha para meus irmãos. Apesar de não ser mimada, porque a educação lá em casa foi relativamente rígida, é inegável que eles me tinham como xodó e que morar longe deles seria doloroso para todos nós. Só que eu tinha bem claro para mim que meus pais poderiam me visitar; que não era um "fim", só uma nova fase.

Meus pais entraram em contato com os pais das outras meninas que tinham sido selecionadas e formaram algo parecido com uma rede de apoio, trocando contatos e informações. Minha mãe me preparou para coisas que eu não sabia fazer direito ainda, porque nunca tinha tido tempo de aprender (da mesma forma que minha dedicação à dança não me permitiu aprender inglês), relacionadas à limpeza, aos cuidados com roupa de cama, essas tarefas do dia a dia.

Eu me despedi da minha avó, que já era bem idosa. Aproveitei muito os momentos em família, como aniversários. Era muito apegada às minhas sobrinhas e irmãos, então foram despedidas doloridas. Foi feita uma despedida na minha escola de balé, onde eu tinha, além de amigos, uma turma de crianças para quem eu ensinava. Houve, claro, aspectos burocráticos, como meu visto. Enfim, fui cuidando de tudo, para que pudesse viajar em paz.

A ficha só caiu mesmo no avião. Eu estava viajando com outra brasileira que também estava indo para o circo, e que eu tinha conhecido na audição para o Ringling, a Ana Carolina, e lembro que só chorávamos.

"Eu e a Stefany estávamos indo para a unidade azul, ou seja, para um show que já existia. Conheci a Teté na hora de assinar o contrato e, quando vimos que ficaríamos juntas, a gente entendeu que deveria se unir. Éramos muito novas e precisávamos nos ajudar", relata Ana Carolina.

No dia 10 de janeiro de 2013, embarcamos para Miami.

"Desse momento de separação do Brasil, com certeza o avião foi o pior. A gente chorou muito mesmo", diz Ana Carolina. "Aí chegou a refeição do avião e a gente foi se acalmando, e começou a comer e conversar".

Ela lembra de quando chegamos e fomos direto para o trem, e o choque de ver o espaço apertadíssimo que seria nossa casa pelos próximos anos: "Não dava para esticar meus dois braços. Eu lembro de que, nos primeiros dias, a gente ficava escutando pagode e conversando com a família no celular".

Aí começaram os ensaios.

Capítulo 8
A fé é o que aparece quando tudo está perdido

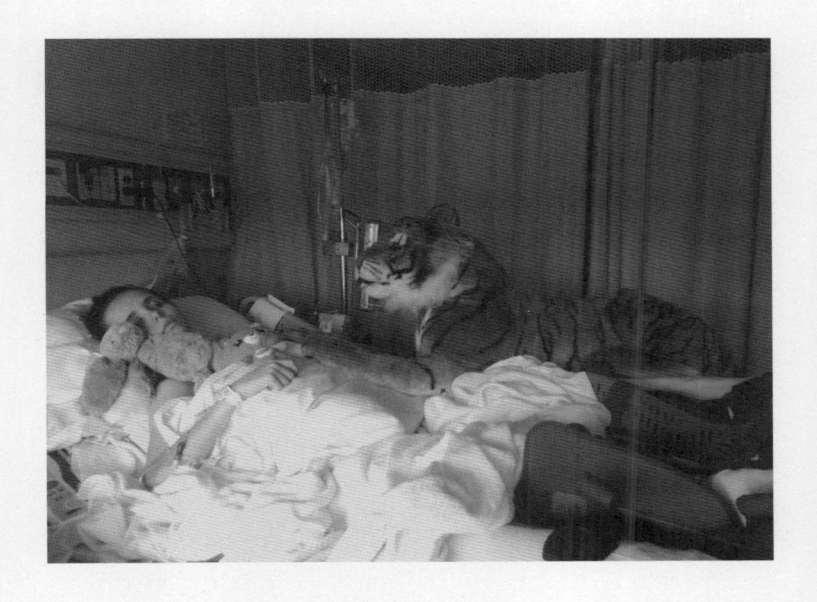

D izem que tudo piora antes de melhorar e que a noite é mais escura logo antes do amanhecer. Minha recuperação não foi diferente.

Na primeira semana, fiz as quatro primeiras cirurgias, saí do CTI e precisei ficar com um dreno para coletar líquido do fígado. Além da dor, lembro que esses dias também foram marcados pelo estresse de dividir o quarto com um paciente que fazia muita bagunça.

Eu estava toda quebrada e, ao meu lado, a família dele dava gargalhadas, ouvia TV num volume exagerado e ficavam conversando alto. As coisas melhoraram um pouco quando consegui trocar de quarto.

A segunda semana foi marcada por vitórias. Troquei um dos gessos, comecei a fisioterapia e consegui passar do leito para uma cadeira de rodas, que usei para visitar minha amiga, Vika, em outro quarto. E ainda, em meio a todos esses acontecimentos, tive que fazer um procedimento para colocar um stent, a fim de eliminar a bile pelo intestino. Quando a paciente que compartilhava o quarto com Vika saiu, pude me mudar para lá e ficar perto dela. A parte ruim foi meu irmão ter precisado voltar ao Brasil, já que ele era o maior suporte de minha mãe, que ficou lá comigo.

Na terceira semana, parecia que tudo ia dar certo. Vika recebeu alta para ir até o hospital Spaulding, em Boston, que estava recebendo as meninas do acidente e era uma referência em fisioterapia. Minha amiga falou que queria me esperar, mas, à medida que os dias passaram, ela foi pressionada a fazer logo a viagem; caso contrário, perderia a vaga. Quanto a mim, disseram que em seis dias eu receberia alta e também iria ao Spaulding.

Diário de minha mãe:

> Seu rostinho está mais tranquilo. Temos conversado muito. Sinto muito forte a presença de Deus. Também estou começando a ficar mais tranquila. Ao que dizem, daqui a seis dias iremos para Boston. Haverá mudanças, eu me sinto apreensiva. Saímos pela primeira vez para 'passear' de cadeira de rodas. Fomos até o lado de fora do hospital

> com a enfermeira. É a primeira vez em dezesseis dias que ela
> vê o céu, o Sol e sente um vento do lado de fora do quarto.

Um dos dias mais dolorosos foi quando minha mãe precisou ir até onde o trem do circo estava, para buscar minhas coisas. Afinal, eu não podia mais trabalhar. Que uso tem uma bailarina que não pode dançar? Ou um acrobata que não pode performar? Eu não trabalhava mais para eles. Uma vã levou os familiares por um trajeto de oito horas até o trem. Foi um dia tão triste para a minha mãe que ela nem fala muito sobre ele.

> *Não imaginei que seria tão difícil, entrar naquele quartinho sem ela, onde tínhamos passado tantos momentos bons, alegres e felizes naquele mês que passamos lá, de visita, acompanhando sua vida em tour pelo país. Foi tão especial, viver no trem com ela, assistir às suas performances, sua ascensão, viver o sonho dela. Vê-la realizada, brilhante.*

Foi o que minha mãe anotou sobre o assunto naquele caderno que ela não largava.

Quase vinte dias depois do acidente, uma febre mudou tudo.

Os exames de sangue acusavam uma infecção. O médico que me acompanhava desde a cirurgia ficou em pânico, como se não soubesse o que fazer comigo. Continuei sendo monitorada e fazendo exames. Podia ser uma reação à retirada do dreno ou, ainda, fluido no abdômen. Precisei fazer um exame na região pélvica, para definir o local exato onde estava o fluido. Chorei bastante, estava nervosa, com medo e insegura, já que, depois de tanto progresso, teria que sair do andar onde estava para voltar ao andar de cuidados mais intensivos. "Ela tinha subido um degrau e teve que descer três", conta Ernesto.

Outra cirurgia era necessária, desta vez para limpar todos os meus órgãos, para me livrar da infecção. Precisei tirar líquido dos pulmões (meio litro no derrame pleural). As febres duraram dias, emagreci mais. Como não tinha mais como pegar minha veia, o acesso teve que ser feito por PICC *line*, um cateter ligado diretamente ao meu pescoço. Fiquei muito fraca, pálida e sentindo muito mal-estar. Mais uma vez, entre a vida e a morte.

O seguinte relato, escrito às pressas no caderno de minha mãe, ilustra bem o que aconteceu em seguida:

> *Meu Deus, ela complicou de novo. Está tomando contraste para fazer a tomografia. Vômitos, precisou de medicação. Ao ser transferida para a maca, não passou bem, precisou de nova medicação e aguardar. Ela fez a tomografia — o dreno está no lugar e funcionando bem, mas tem muito fluido em volta, comprimindo os pulmões. Por isso ela sente dor ao respirar e estava reclamando de falta de ar. Vieram correndo para levá-la para procedimento cirúrgico de pulsão.*

Quando terminaram o procedimento, o fluido que foi retirado dos meus pulmões foi encaminhado para investigação. Foi muito doloroso, já que, quando o líquido é puxado para fora, o pulmão volta a expandir, como deve ser, e o corpo reage tossindo muito. Era uma tosse tão horrível que eu ficava com falta de ar. Pensei que fosse morrer ali.

Talvez o pior momento de todos, até então, foi ter que servir de tradutora quando o médico me explicou que eu talvez morresse durante a cirurgia. Tive que falar isso para os meus pais. Tive que olhar para eles e explicar que, se não fizesse a cirurgia, morreria; se fizesse, também corria esse risco; e eles tiveram que decidir. O nome disso era *informed consent*, ou seja, eu estava assinando papéis, dizendo que havia sido informada dos riscos e consentia à cirurgia mesmo assim.

Devo ter falado algo como:

— Eles estão dizendo que, se não fizer a cirurgia, vou morrer por causa da infecção, que já se espalhou, mas que, mesmo fazendo, há muitas chances de eu não aguentar outra cirurgia, porque estou fraca demais e já sofri duas paradas cardíacas... e vocês precisam autorizar.

Minha mãe conta que ela consentiu, mas que sente que não foi ela de verdade, como se alguma voz tivesse falado por ela: "Eles não conseguiam pegar sequer uma veia. O médico trouxe o aparelho que permite ver a veia e nem isso resolveu. A Stefany já estava toda vermelha, nervosa, e eu ali, do lado. Eu saía para respirar no corredor e o Renato e a família da Widny me transmitiam um pouco de energia, então eu voltava para o quarto. Aconteceu muitas vezes, até que a colocaram na maca e a levaram de volta ao CTI. Eu pensava *Como assim, voltar tudo de novo?*".

Durante a cirurgia, meus pais ficaram no hospital e, para se distrair, minha mãe passeava pelos corredores. Havia uma loja de presentes lá. Nessa loja, minha mãe viu um tigre, que piscou para ela e disse que eu iria sobreviver. Obviamente, ela estava exausta e numa condição emocional impossível de descrever. Só que ela jura que foi isso o que viu. Ela comprou esse tigre e levou-o para o quarto.

Quando acordei e vi esse tigre, tive certeza de que tinha morrido e estava em algum lugar com animais. Foi meu primeiro pensamento, até porque praticamente entrei naquela cirurgia achando que fosse morrer, que meu corpo não aguentaria mais. Não reconheci aquela pelúcia como algo deste mundo. Precisei de alguns instantes para entender que ainda estava viva. Eu amo esse tigre e mantenho-o por perto até hoje.

Não vou destrinchar esse episódio e nem preciso. Assim como a primeira experiência, em que meu corpo morreu e foi ressuscitado, nesses breves instantes, eu vi um ser de luz me passar uma tranquilidade que nunca vou conseguir colocar em palavras, estou satisfeita em acreditar que foi um sinal de que existe algo além deste plano em que estamos e que Deus estava comigo naquele momento.

À tarde, fui levada para o quarto, depois da cirurgia, e tudo parecia bem. Eu dormia profundamente enquanto meus pais tentavam comer alguma coisa que meu pai tinha comprado. De repente, a minha pressão subiu, meus batimentos cardíacos ficaram muito acelerados e os médicos foram correndo. Eu sentia dores intensas e ardia em febre.

Alguns dias depois da cirurgia, o médico me avisou de que tiraria a morfina, que eu não podia mais tomar. Fiquei desesperada. Berrei, chorei. A tradutora conversou calmamente com os médicos e nos explicou que eles aumentariam a dose dos outros medicamentos para dor e reduziriam o intervalo entre eles, para que eu ficasse tranquila. Eu estava desnutrida, tinha escaras pelo corpo e meu emocional estava em frangalhos.

"Era como se a Stefany estivesse desistindo da vida," recorda minha mãe. "Eu sempre passei para ela força, fé, mas, naquele momento, senti que ela se entregou um pouco".

Os dias arrastaram-se e maio virou junho. A rotina dos meus pais era exaustiva. Quando não estavam no hospital, estavam no hotel, lavando roupas, fazendo minha comida, tentando descansar.

O cirurgião especialista em fígado me visitou e explicou que minha lesão no fígado tinha sido muito grave, e que quase precisei de um transplante. Ele deu outra péssima notícia: poderia levar muitos meses para ele se recuperar.

Minha mãe registrava no caderno dela cada medicamento, cada exame, cada detalhe. Quando os exames mostravam uma melhoria, quando colocaram o PICC *line* em mim, quantas bolachas de água e sal eu conseguia comer. Anotou o nome de cada visita, de cada pessoa que ajudou; a senhora portuguesa que limpava o quarto e me levava doces, o representante do cônsul brasileiro, que foi tentar ajudar meus pais com os problemas burocráticos, tudo. A tinta da caneta que ela usava em seu diário secou e ela arranjou outra.

Eu chorava de saudades da Luna, que tinha sido, em muitos aspectos, minha filhinha. Ela sofreu muito com a minha ausência. Um dia, sem aguentar mais ver a nossa dor, Ernesto a colocou em uma mochila e levou-a para me ver no hospital, quebrando as regras. Era como se ela tivesse entendido, porque ficou quietinha e quase enlouqueceu de felicidade quando me viu. Vê-la me deu uma injeção de ânimo da qual eu precisava muito.

No dia 17 de junho, houve uma coletiva, uma *press conference* com os advogados. Ela aconteceu em Boston, onde todas as meninas, exceto eu, estavam no hospital de fisioterapia. Todos os meios de comunicação foram chamados, incluindo a Globo e canais de outros países. Eu seria representada por uma das meninas, que leria um texto meu. Nessa coletiva de imprensa, uma das meninas resumiu bem o que eu estava sentindo: "O show vai continuar sem nós. Não vamos poder voltar para o nosso sonho".

Certo dia, pude sair e fui a um shopping com a minha mãe, comprar roupas. Cheguei a pesar 26 quilos, o peso de uma criança de 8 anos, e só usava roupas infantis. Fui de cadeira de rodas e a sensação era a de que, a cada passo que minha mãe dava empurrando a cadeira, todo mundo olhava para mim com cara de pena. Eu aparentava ter 13 anos. Entendo que nem todos estivessem com pena, mas olhavam muito e era uma sensação de extrema violação e vulnerabilidade.

Se nossos problemas fossem "apenas" de saúde, já seria o suficiente. Mas, infelizmente, outras coisas estavam acontecendo. Assim que a empresa que administrava o circo soube que as artistas do hair-hanging estavam incapacitadas de realizar o ato, unilateralmente cancelou nossos contratos de trabalho. Como meu visto era de trabalho, ele seria cancelado, também.

Outro obstáculo foi a locomoção. Meu pai andava de carona com o marido de Vika, quando meu irmão teve que voltar ao Brasil. Chegou um momento em que Vika ganhou alta do hospital para ir para Boston. Eles se organizaram para deixar o carro alugado para meu pai ir do hotel para o hospital todos os dias, mas ele já tinha 67 anos e nunca tinha dirigido nos Estados Unidos, onde as regras de trânsito são bem diferentes. Chegamos a pedir orientação ao hospital, que tinha empresas de táxi cadastradas como parceiras, mas nenhum motorista falava português.

No hospital, havia uma portuguesa que conversava muito com os meus pais e, um dia, do nada, ela perguntou como ele estava se virando de carro. Quem conhece os Estados Unidos sabe que, sem carro, é impossível fazer qualquer coisa.

"Expliquei a situação e, no meio da conversa, ela pegou a chave do carro dela e disse 'Olha aqui, eu entro às sete e saio às dezessete horas. Você pode ficar com a chave do meu carro'", conta meu pai. Ele se emociona ao falar: "Tudo é a mão de Deus. Apesar de todas as adversidades, as pessoas nos acolheram muito. Tive que aprender a dirigir por lá, ir ao mercado, explorar lugares próximos, mas eu me virei".

A responsável pelo seguro passou a nos pressionar para sair logo do hospital e ir para o Spaulding, em Boston. Minha mãe não gostou, já que eu estava com drenos e o meu médico não havia autorizado nenhuma transferência. "Enquanto ele não der a ordem, ficamos aqui", ela falou. "Precisamos preparar todas as malas que estão no hotel, caixas de presentes, pertences nossos no hospital, a Luna... É uma mudança, não dá para ser de uma hora para outra."

Quando nos avisaram que, às dez da manhã do dia seguinte, uma ambulância estaria lá para me levar para Boston, eu fiquei sem reação. Ir para o próximo hospital era tudo o que eu queria. Eu era a única que ainda não tinha conseguido me recuperar bem o suficiente para isso. Por outro lado, meu médico não havia autorizado aquela mudança.

Foi uma confusão. Minha mãe mandou chamar os médicos. Eles avisaram que estariam lá no dia seguinte para tomar as decisões, então ela foi ao hotel deixar tudo pronto, caso eu realmente fosse transferida de uma hora para outra.

No dia seguinte, o dr. Patel chegou com o sr. Orlando, o tradutor, e explicou que, clinicamente, eu já estava melhor e precisava urgente da reabilitação, porque já tinha perdido muito tempo de fisioterapia, devido aos problemas de fígado e à infecção. Quanto mais tempo perdesse, menos me recuperaria. O hospital de Boston abriria uma exceção e acompanharia os drenos, a infecção, os curativos. Ele nos disse que os médicos de lá estariam o tempo todo em contato com a equipe dele. Como já era tarde, ficou acertado que a transferência aconteceria apenas no dia seguinte.

Logo depois do almoço, no entanto, nos avisaram que a ambulância já estava lá. A seguradora decidia as coisas e nós éramos os últimos a saber. Fui colocada na maca, entramos na ambulância e partimos para Boston, eu e minha mãe. Meu pai e Ernesto iriam mais tarde, de carro, com a Luna e nossos pertences.

Na ambulância, eu estava apreensiva. Meu medo era piorar e ter que voltar para Rhode Island. Depois de tantas idas e vindas, estava pronta para finalmente passar para o próximo estágio da minha recuperação.

"Sempre dizem que a fé é a última que se apaga", diz Ernesto, "mas essa luta da Stefany me ensinou que a fé é o que surge quando todo o resto acaba".

Eu estava prestes a ficar ilegal nos Estados Unidos. Todos me falavam que, assim que possível, eu deveria voltar para o Brasil.

Minha amiga, Helena, aquela que fazia parte da unidade vermelha, resume bem a sensação de desencantamento: "Uma das coisas que mexeu comigo e com as outras meninas foi a desconstrução da relação entre empregador e artista. O fato é que eu não consegui sustentar meu profissionalismo depois do que aconteceu com a Stefany e vi que a empresa não se importava conosco. Foi uma revolta grande para mim, uma guerra interna. Eu fazia coisas que não deveria, comecei a engordar... Dava vontade de rasgar meu pagamento na cara deles, essas coisas. Eu era muito jovem e meu mundo mudou completamente. Foi um momento de amadurecimento para muita gente lá dentro".

"Sou a quinta geração da minha família trabalhando em circo", conta Widny. "Nós temos outro jeito de pensar. Somos nômades. A pessoa de circo consegue ser feliz com poucos pertences, vivendo aquela vida de estrada, de shows. Gostamos de viver em comunidade, acabamos tendo menos apego. Por mais que amemos nossas famílias, por exemplo, temos a noção de que todos são livres e compreendemos que viajar e estar longe deles também faz parte desse estilo de vida."

Widny tem o circo em suas veias. É perceptível o quanto entende desse mundo, o quanto transita naturalmente por ele e o quanto o respeita e ama: "Temos respeito pelo que fazemos, por saber que supera os limites de uma pessoa normal. Compreendemos que há riscos, mas, no circo, os riscos são calculados, não são tão extremos, porque se cria um ambiente de bastante confiança. É necessário muito treino e muito respeito pelo que se faz para viver a vida no circo. Só que, naquele dia, o erro não foi nosso. Como artistas, não fizemos nada de errado".

Não vou mentir, eu fiquei revoltada, como qualquer menina da minha idade ficaria. Sentia raiva. Pensei nos dias de circo, em como tinha sido morar no trem, sabendo que meu quarto já estava vazio ou, possivelmente, até ocupado por outro artista. Minha cabeça me levou para a rotina que passei a adorar, para os momentos que havia vivido com as outras meninas, rindo e dançando. Pensei em como foi me apaixonar por Ernesto e em como falávamos, abraçados, sobre trabalhar em vários circos mundo afora, sempre juntos.

Capítulo 9
São os aplausos

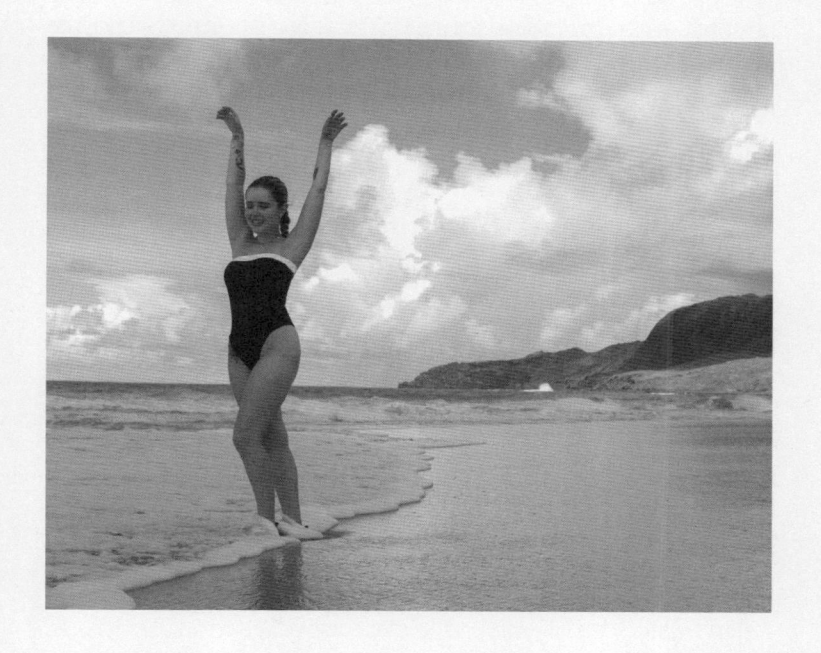

No circo, vivíamos dias de shows e ensaios. O trem era o lar de elefantes, cozinheiros, palhaços, acrobatas, bailarinas, diretores, coreógrafos e até crianças, filhos dos artistas que viviam no trem e tinham professores e babás.

O Ringling Bros. não era um circo que fazia seus espetáculos em tendas, mas em grandes arenas. Quando chegávamos em alguma cidade, havia ônibus (eles acompanhavam os trens) que levavam os artistas até as arenas e de volta. Mesmo assim, montávamos estruturas para ensaiar e fazer nosso espaço de operações próximo ao trem.

Quando entrei, tínhamos dois meses em Tampa, na Flórida, para "montar" o show e, depois, começava a trajetória de dois anos sobre trilhos. No primeiro ano, as cidades maiores e, no segundo, as menores. Chegando ao fim da turnê, o trem retornava à Tampa e iniciava a montagem de um novo show. Nos dias em Tampa, tínhamos uma rotina massacrante, ensaiávamos das oito da manhã às seis da tarde.

O circo passava uma semana em cada cidade, sendo que, nas grandes, como Miami, a temporada se estendia para duas semanas, para atender ao público. A chegada acontecia na noite de terça-feira ou manhã de quarta-feira. A equipe de montagem já iniciava os trabalhos madrugada adentro, para que, na quarta-feira, os artistas pudessem se agrupar na arena para a reunião interna, na qual as regras, informações e diretrizes de segurança eram passadas e revisadas. Depois, fazíamos um ensaio geral básico, para que todos sentissem a arena. Todos os artistas iam para o camarim e já se preparavam para a primeira apresentação.

Depois do show, voltávamos para nossos vagões e descansávamos. Às vezes, víamos filmes baixados anteriormente e fazíamos confraternizações entre as trupes.

Em algumas cidades, aproveitávamos a manhã de quinta-feira para fazer shows fechados para alguns grupos escolares. Não trabalhávamos com o público só durante os shows, já que havia um pré-show, em que recebíamos as pessoas para tirar fotos e dar autógrafos. Para isso, as trupes se revezavam.

Na quinta à noite, tínhamos outro show. Nos fins de semana, os shows chegavam a três por dia e, quando havia um feriado na sexta ou segunda-feira, fazíamos o *nine pack:* três shows no feriado, três no sábado e três no domingo.

Nós tínhamos papéis informativos com os horários dos ônibus, para que pudéssemos nos preparar para a locomoção da arena ao circo e vice-versa. Também tínhamos acesso ao itinerário de cidades.

Helena estava no outro trem, na equipe vermelha. Ela tem lembranças bem legais de quando as equipes podiam se encontrar: "Os trens percorriam rotas diferentes. Às vezes, os dois trens até se cruzavam. Eles avisavam que estávamos prestes a cruzar com outro trem do circo e todo mundo ficava animado, nas janelas. Às vezes, os trens ficavam em cidades próximas, o que aconteceu no nosso primeiro ano. A unidade azul foi assistir ao nosso show, e foi quando pude reencontrar a Stefany".

No trem, havia uma cozinha e refeitório, para que pudéssemos fazer as refeições, que não eram muito saborosas. Tínhamos os dias de ir ao mercado, fazer nossas compras, e usávamos o ônibus do circo para isso. Também podíamos comer fora, em restaurantes.

Depois de terminada a apresentação semanal naquele local, a equipe desmontava tudo e partia para outra cidade. Nessa etapa, muitas vezes os artistas participavam como ajudantes, para fazer um dinheiro extra. Seguíamos viajando por dias, o que era bom, porque finalmente conseguíamos descansar.

Eu lembro de uma vez em que trabalhei, para ganhar um dinheirinho a mais, ajudando a passear com o elefante. Como os animais precisavam caminhar e isso geralmente acontecia ao lado de uma rua ou estrada, era necessário que algumas pessoas segurassem uma espécie de lona para protegê-lo, criando uma barreira entre ele e o fluxo de carros. Fiz essa caminhada longa sob uma chuva torrencial, segurando aquela lona com meus braços ardendo. Hoje, sinto certa nostalgia, mas, naquele momento, não via a hora de voltar para meu vagão.

Não apenas de shows vivia o circo. Participávamos de eventos de publicidade e desfiles de rua, como o famoso *Macy's Thanksgiving Day Parade*. Também visitávamos hospitais e aparecíamos em programas de televisão.

Muita gente me pergunta sobre os animais. É um debate importante, que ficou mais forte nos últimos anos, em que adquirimos mais consciência sobre os maus-tratos que muitos deles sofrem em circos. Eu só posso falar da experiência que tive.

No Ringling, os animais eram mais importantes do que as pessoas. Eram amados, muito bem-cuidados e considerados a parte mais importante do espetáculo. Eles viajavam conosco — elefantes, tigres, leões... —, eram levados para passear, comiam bem e recebiam nosso carinho.

Quando recebemos nosso treinamento para emergências, a regra era clara: em caso de incêndio ou outra situação que nos obrigasse a evacuar o local, nosso primeiro trabalho era tirar os animais de lá.

Recentemente, o Ringling parou de trabalhar com animais. As lembranças que tenho deles, de sua rotina, treinadores e condições de vida são muito positivas.

Apesar disso, hoje eu também sou contra a participação de animais em circos.

Outra curiosidade é que o circo tinha até um padre, que celebrava uma pequena missa aos domingos, para os artistas que quisessem comparecer. Ela durava cerca de meia hora e eu a frequentei algumas vezes. Esse padre, mais tarde, me fez visitas no hospital.

Hoje, tudo isso parece muito distante, mas as lembranças das minhas primeiras horas continuam bastante nítidas. Cheguei aos Estados Unidos dia 11 de janeiro de 2013. A primeira coisa que vi no trajeto do aeroporto até o trem foram palmeiras e meu primeiro pensamento foi: *Nossa, isso é coisa de filme.*

* * *

Eu levei duas malas de 32 quilos para o trem quando viajei, que era o máximo permitido. Minha casa, então, seria um vagão do tamanho de um minúsculo banheiro e o banheiro, em si, era compartilhado com outra artista. No circo, existe certa hierarquia, como em qualquer outra empresa. Quando eu entrei, ainda era uma bailarina, dessas que dançam e servem para animar a plateia, ajudando no fluxo dos atos. Fiquei num vagão específico para as bailarinas, com o menor quarto de todos, com exceção das acomodações dos palhaços, ainda mais apertadas.

Também é digno de nota que nosso vagão era o único apenas para mulheres. Todos os outros eram mistos. Quanto mais importante seu cargo, maiores suas acomodações. Quando fui promovida, por exemplo, além de aumento de salário, ganhei um quarto em outro vagão, um pouco mais amplo e com meu próprio banheiro.

"No começo, a Stefany, como não falava uma palavra de inglês, não queria ficar sozinha nem para ir ao banheiro, então grudou em mim", conta Ana Carolina.

Foram vários choques de realidade ao mesmo tempo. Se eu não tivesse desembarcado na Flórida, talvez não tivesse ficado tão deslumbrada. Coloque-se no lugar de uma adolescente vendo aquelas palmeiras, aquelas ruas amplas com visão completa do céu, graças à pouca verticalização da cidade; tudo enorme, tudo organizado, tudo limpo. Pelo menos, era minha percepção no momento.

Além disso, fui aos poucos me dando conta do tamanho, tradição e fama daquele circo. Já no aeroporto, quando Ana Carolina e eu passávamos pela imigração, a moça que nos atendeu cresceu um sorriso enorme ao saber que estávamos indo trabalhar no Ringling. "Vou querer até autógrafo!", ela falou.

O Ringling Bros. é um circo criado em 1871. Ele foi crescendo rápido e, em 1907, comprou outra companhia, o Barnum & Bailey Ltd.. Tornaram-se um dos circos mais populares dos Estados Unidos, conhecidos no mundo todo. Depois que eu já trabalhava para eles, minha mãe estava mexendo nas coisas do meu avô e encontrou uma revista em capa dura, bem antiga. Curiosa, ela foi ler algumas das notícias e ficou boquiaberta quando viu o circo lá, sendo anunciado como um grande espetáculo.

O deslumbramento murchou um pouco quando entrei, de fato, no trem. Por ser um veículo bem antigo, ele tinha a aparência de velho e carregava algumas características desagradáveis, como, por exemplo, o cheiro do banheiro. Apesar de limpo, ele cheirava a coisa antiga e levou um tempo para eu me acostumar. O balanço também foi um aspecto que notamos, principalmente nas primeiras noites, era quase como estar num navio. O mais engraçado é que você se acostuma tanto que, depois, fica difícil dormir sem aquele balanço.

Como eu era a mais jovem e ainda tinha uma aparência pequena e rosto bem delicado, não demorou para me chamarem de *baby* e, depois, *baby dancer*.

"Ela era a *baby* em tudo: a mais nova, a menor...", recorda-se Widny. "São raras as pessoas que começam tão cedo. Dentro do circo, existe uma hierarquia. Você vai subindo de níveis. Então leva um tempo para chegar a um status e importância como o do ato que fazíamos, de hair-hanging. Por isso, a Stefany estar lá foi realmente uma coisa fora do comum".

Às vezes, o apelido não era carinhoso e servia para me colocar como inferior, menosprezar. Quando decidi abraçar o apelido, foi para mostrar que não me intimidava por ele. Sim, eu era a *baby dancer*, e a *baby dancer* ainda tinha muito para mostrar, principalmente para quem duvidava dela.

* * *

Levou cerca de um mês para eu me adaptar à rotina, entender como tudo funcionava e me acostumar. Eu me impressionava com a quantidade de pessoas trabalhando no circo, a grandiosidade das estruturas que montavam, o trabalho que tudo aquilo exigia. Também levei um tempo para me adaptar a dançar no espetáculo em meio aos elefantes e ao vocabulário do próprio circo.

Ana Carolina compartilhou algumas lembranças daqueles dias: "O que mais lembro da Stefany é o quanto ela queria viver tudo aquilo. Ela queria visitar todos os lugares, tirar foto de tudo. 'Ali tem uma árvore! Vamos tirar foto na árvore!', 'Ali tem uma praça, vamos tirar foto lá!'. Eu era meio chata, mais velha e não entendia a empolgação dela. Só que, hoje, penso no quanto aquilo era incrível, o quanto ela vivia tudo intensamente".

A primeira crise que enfrentei no circo foi perder a companhia de Ana Carolina. A mãe dela estava doente, de forma que ela não teve muita escolha e anunciou que voltaria ao Brasil. Foi bom ela ter feito isso porque, logo depois, infelizmente, o pai dela faleceu.

Ana Carolina conta: "Lembro nitidamente de quando ela se ajoelhou no chão e me pediu para não ir embora. 'Não vá embora, pelo amor de Deus'. Quando chegamos ao trem, lembro que ela me pedia para falar para todo mundo que era pequena, que era filha temporã, que era a queridinha da família, algo que eu nunca tinha entendido. Por que ela fazia tanta questão de passar aquela imagem infantilizada para eles? Quando fui embora, entendi o motivo: ela realmente estava insegura. Pela primeira vez, não tinha ninguém para cuidar dela. Eu sabia que seria bom para a Stefany ficar sozinha, ter que se virar. Ela cresceria muito, amadureceria".

Eu não imaginava que, para complementar essas mudanças tão radicais no meu estilo de vida, ainda acabaria me apaixonando — rápido, forte e definitivamente.

"Ela, de cara, logo na primeira vez em que viu o Ernesto, já ficou encantada, e ele também. Um ficava olhando o outro passar. Aconteceu tudo muito rápido entre eles", conta Ana Carolina.

Quando Ana foi embora, eu sofri muito. Meu mundo caiu. Eu sabia que o amor também tinha a ver com isso porque, além das questões familiares, ela havia deixado o namorado no Brasil e era muito apaixonada por ele; tanto que casaram quando ela voltou. Eu me lembro do quanto ela sentia saudades dele. Talvez estar envolvida com Ernesto tenha me ajudado a entender o ponto de vista dela.

Ela me deixava mais segura ali, fazíamos mercado juntas, tudo juntas. Eu ainda não tinha me inserido no grupo. Meu inglês era precário. Solucei de chorar quando ela se foi. Lembro até hoje dessa dor.

Contudo, lá estava Ernesto, e ele preencheu um espaço no meu coração muito depressa. Olhando para trás, ficamos um pouco admirados com o *timing* em que as coisas aconteceram, quase como se o destino estivesse manipulando tudo.

"Foi um encontro tão espontâneo, tão lindo. Eu fecho os olhos e lembro como se fosse hoje. Na primeira vez em que vi a Stefany, ela estava dançando num ensaio. Ela tem um sorriso, uma forma de trabalhar que é altiva. Para mim, foi amor à primeira vista", afirma Ernesto.

Ernesto foi para os Estados Unidos com 24 anos. Já tinha trabalhado em outro circo, em outro país, mas era a primeira vez num circo tão grande.

"Sempre fui uma criança ativa", ele explica. "Meu pai era do circo e era uma forte referência para mim. Aos

14, fiz as provas para entrar na escola de circo, em Cuba, e passei. Minha vida mudou nesse momento. Estudava pela manhã (matemática, química, física etc.) e, à tarde, eu me dedicava ao treinamento de circo".

Depois de quatro anos, ele começou a trabalhar. Empresários iam regularmente para Cuba, procurando artistas para trabalhar em circos. Ernesto se lembra de que nunca chegava a chance para a trupe deles. Parecia que os empresários só visitavam os outros grupos.

"Então, conseguimos uma viagem para a China", ele conta. "Tivemos um resultado muito bom no festival e ganhamos o segundo lugar. Foi sensacional".

Graças a isso, abriram-se muitas portas para eles, porque os empresários haviam visto o talento e o carisma do grupo. Assim como o brasileiro, o cubano dança bem, gosta de arte, é batalhador. As portas se abriram e ele trabalhou na França, no Chile e no Peru.

"Nunca tinha tido a chance de visitar o Brasil, o que era um sonho para mim. Meu pai trabalhara por duas temporadas, ou seja, quatro anos, no Beto Carreiro. A cada dois anos, ia para Cuba me visitar. Então eu cresci vendo muita coisa brasileira, como telenovelas. Na minha casa, tinha bandeira do Brasil, eu via futebol... Mas não tive a oportunidade. Aí a vida me deu de presente uma mulher maravilhosa, brasileira e agora conheço o Brasil, e adoro esse país", diz Ernesto.

Como eu, ele nunca tinha morado num trem e o nosso tinha uns duzentos vagões, cada um com quatro ou cinco habitações. Quando ele chegou, a administração colocou todos os cubanos em um só vagão, mas ele ficou sobrando e foi parar em um vagão com brasileiros, russos, americanos e outras nacionalidades.

Ernesto relembra: "Foi muito bonito criar vínculos com pessoas de tantos lugares do mundo. Era engraçado porque, imagine que eu estivesse no vagão 174 e quisesse ir a uma festa no 82. Ao ir de vagão em vagão para chegar até lá, passava por várias outras festas — a festa russa, a festa chinesa, a festa cubana... Falava *priviet* para todo mundo, depois *hola*, depois *hi*. É até engraçado que, quando a gente estava no trabalho, às vezes tentávamos nos comunicar e não conseguíamos, mas, no trem, nas festas, todo mundo se entendia".

Assim como meu encontro com Thaís aconteceu por uma série de coincidências (que questiono se não foram destino mesmo), meu encontro com Ernesto aconteceu de forma semelhante. Com Thaís, foi por ela ter repetido de ano por causa da dança, o que nos levou a ficar na mesma sala de aula. Com Ernesto, foi uma série de eventos que nos colocaram no mesmo trem.

O circo tinha um ato de acrobacia e os artistas tiveram um problema que os forçou a ir para a Rússia, criando uma lacuna e uma necessidade de pessoas que pudessem substituir o ato. Um empresário tinha visto o trabalho do grupo de Ernesto e ficado impressionado. Ele acabou recrutando o grupo, fazendo com que eles chegassem para o segundo ano da turnê pouco tempo antes da minha chegada.

"Só que sair do meu país é complicado", ele ri. "Levou muito tempo para a gente conseguir o visto. Chegamos no meio do mês, na mesma época em que a Stefany. Como não fiquei no vagão dos cubanos, fiquei num vagão ao lado do dela. Para ir para o vagão de refeições, ela tinha que passar na frente do meu quarto. Às vezes, a gente conversava um pouco... Até que, um dia, venci a timidez e falei um pouco mais com ela".

Vivemos uma relação muito apaixonada. Por um lado, tínhamos que vencer os obstáculos da linguagem; por outro, estávamos na mesma situação, longe da família e dos nossos países, sem falar inglês, vivendo um sonho. Logo, adotamos a Luna, uma cadelinha bem neném, e compartilhamos a experiência de cuidar, juntos, de um ser tão vulnerável e delicado. Era realmente como se fosse uma filha para nós. Nos intervalos entre atos e shows, um ou outro corria para ver se ela estava bem no camarim. Isso fortaleceu nosso vínculo.

Outra coisa é que, morando no mesmo trem, as brigas não duravam muito, porque estávamos muito próximos. Apesar de estar apaixonada, era impossível prever que algo que separaria a maioria dos casais — um terrível acidente e meses de hospitalização —, principalmente com tão pouco tempo de namoro, criaria um vínculo inquebrável entre nós dois.

* * *

Meus pais foram me visitar em dezembro. Por sorte, tenho um vídeo que meu pai gravou daquele encontro, dos dois no meu minúsculo quarto, eu abraçando minha mãe, mostrando para eles meu estilo de vida, e abrindo os cabelos para mostrar as feridas no couro cabeludo, causadas pelo hair-hanging.

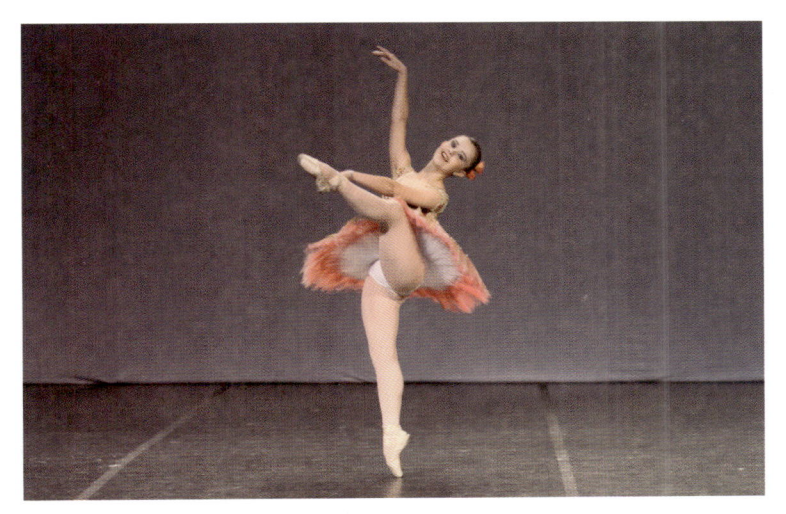

Solo no balé.

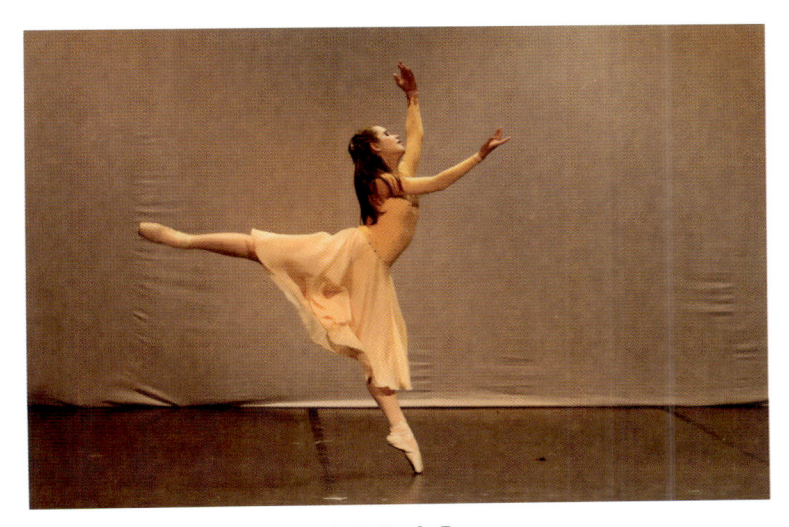

Solo Beijo da Rosa.

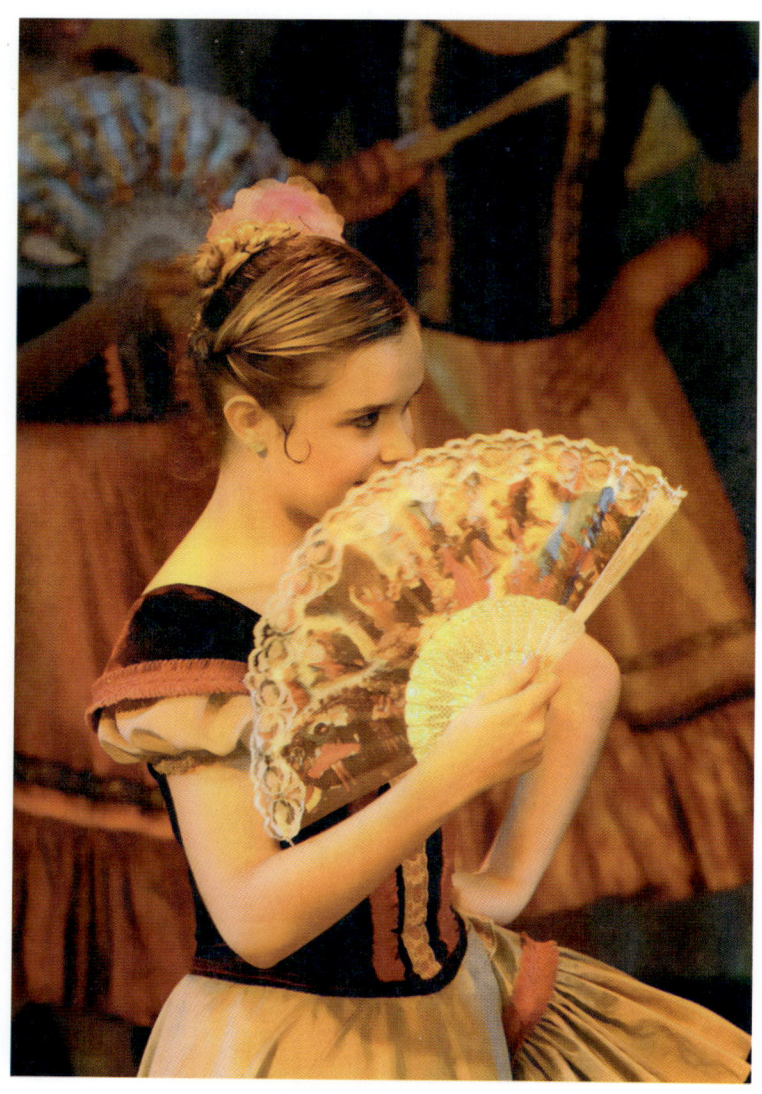

Nos palcos da vida.

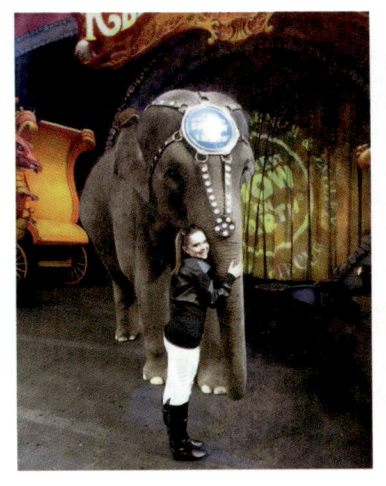

Bastidores da vida no circo.

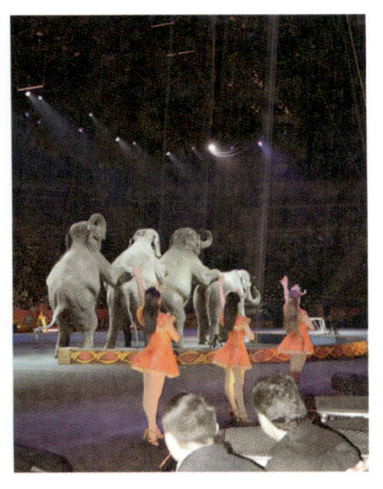

Os aplausos que me moveram...

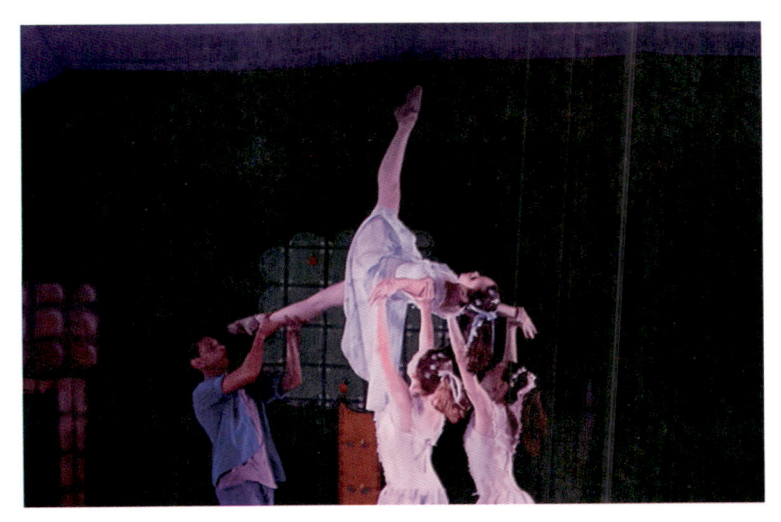

Trio de jazz, Brasil.

Acrobacia na esfera suspensa.

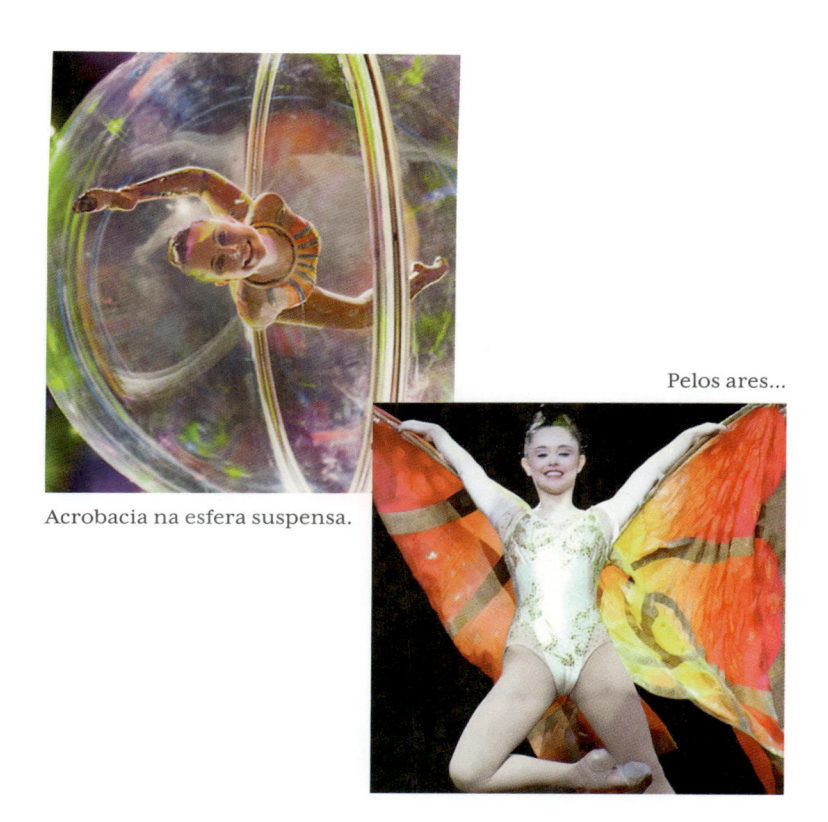

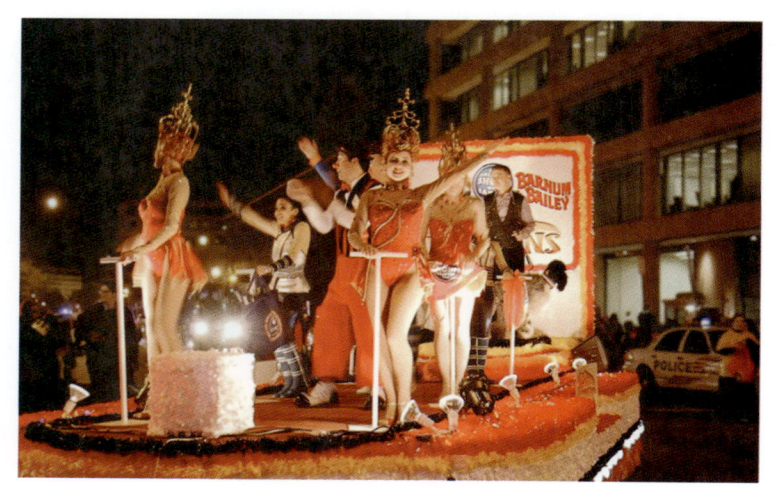

Pelos ares...

Washington Parade 2013.

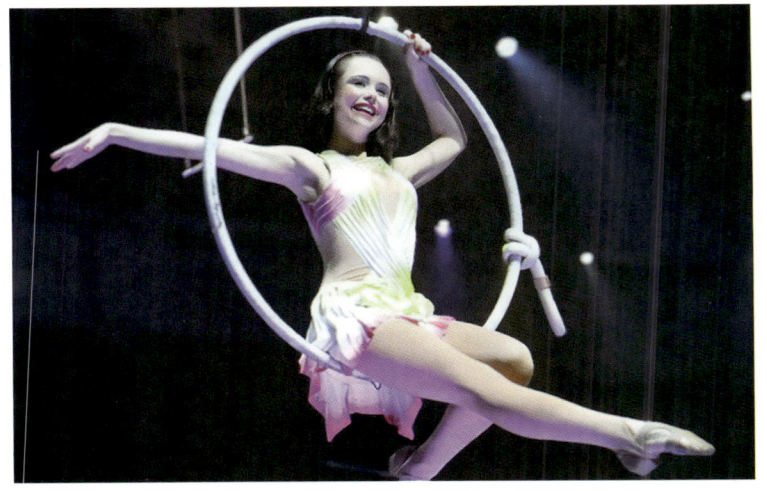

Ato Lyra Acrobática – Ringling, 2014.

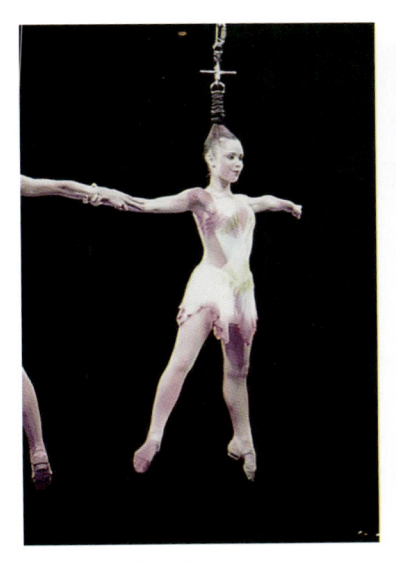

Hair-hanging.

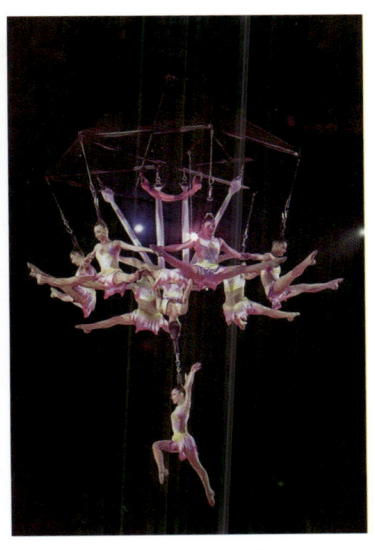

Doze metros do chão.

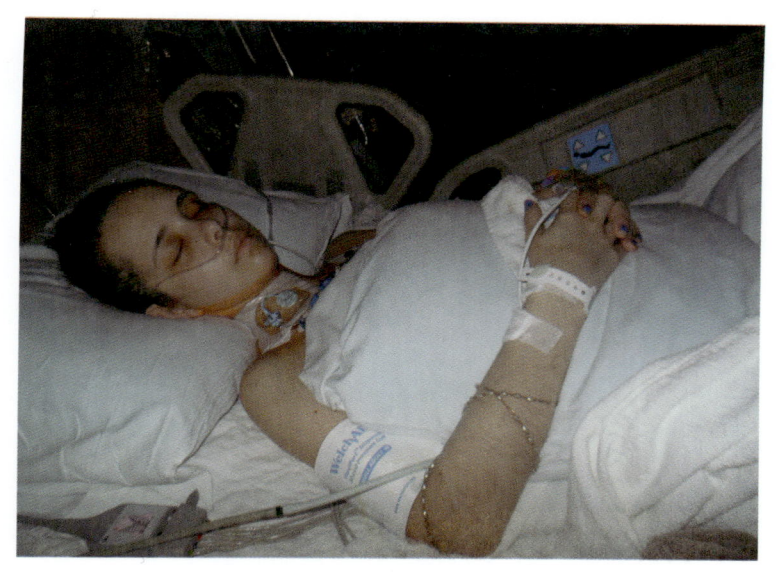

UTI, 2014.

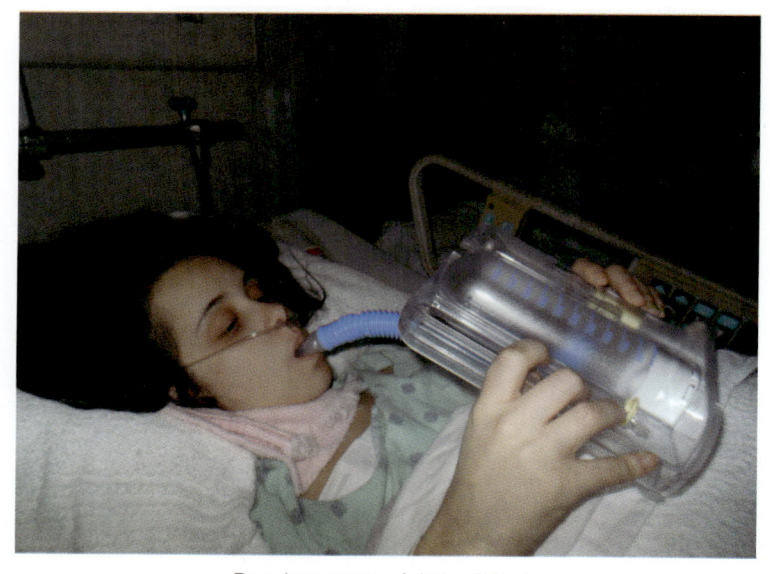

Respirar nunca foi tão difícil.

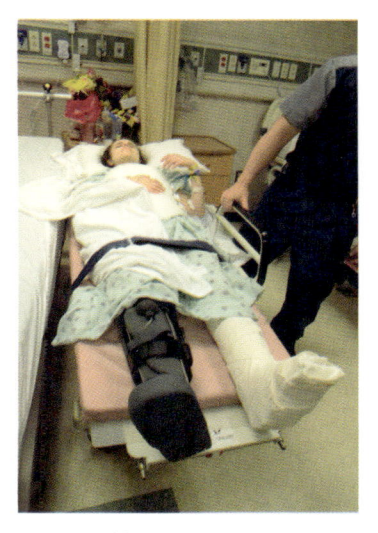

No processo...

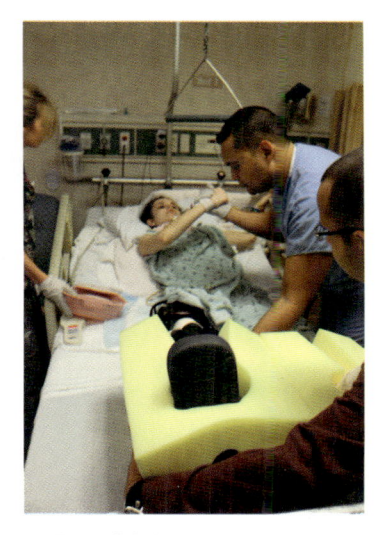

Luta diária para continuar minha vida.

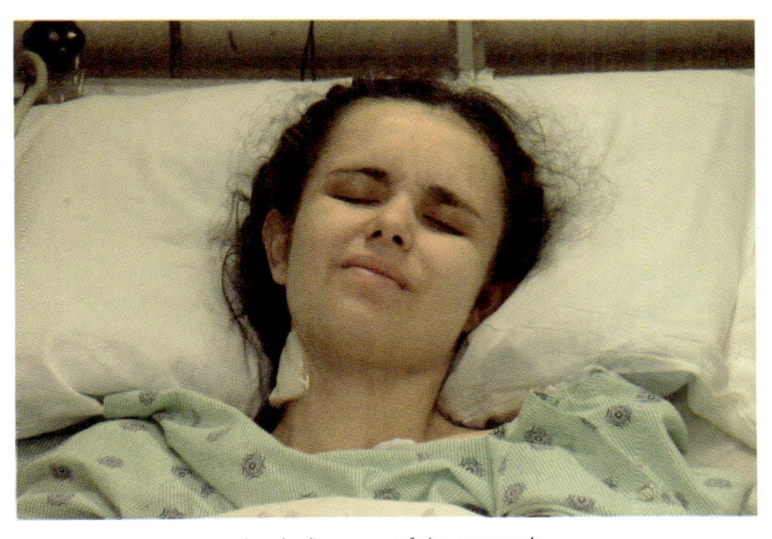

A missão nunca foi pequena!

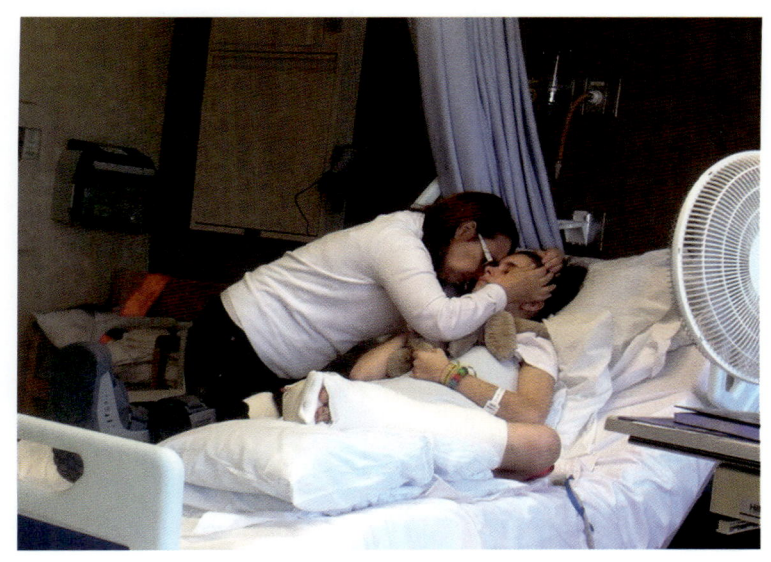

Momento de oração entre mãe e filha no hospital.

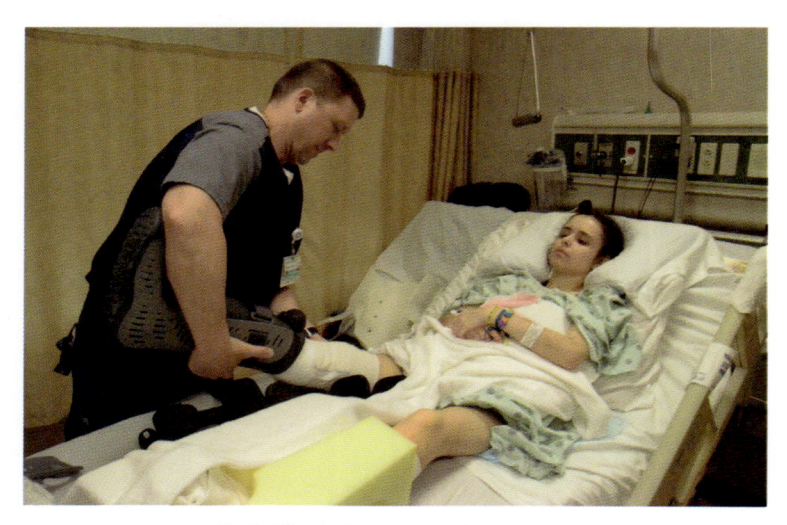

Trabalho árduo para voltar à vida.

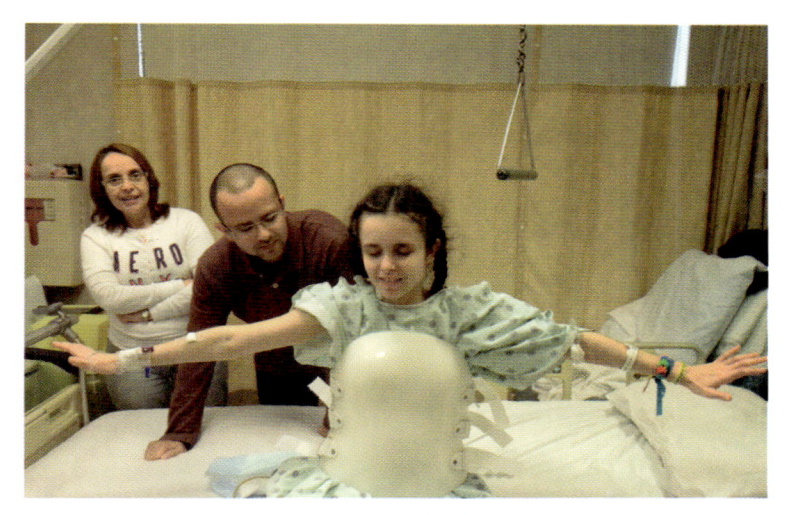

Amor em detalhes.

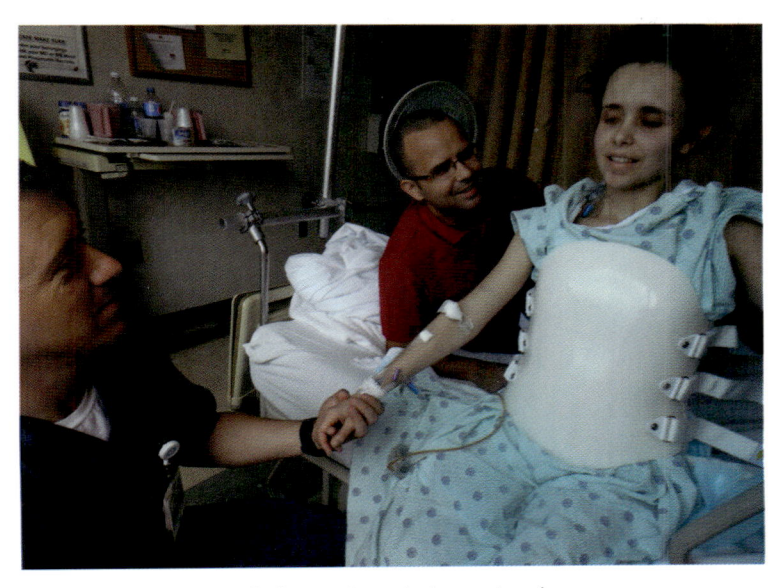

Cada movimento importava!

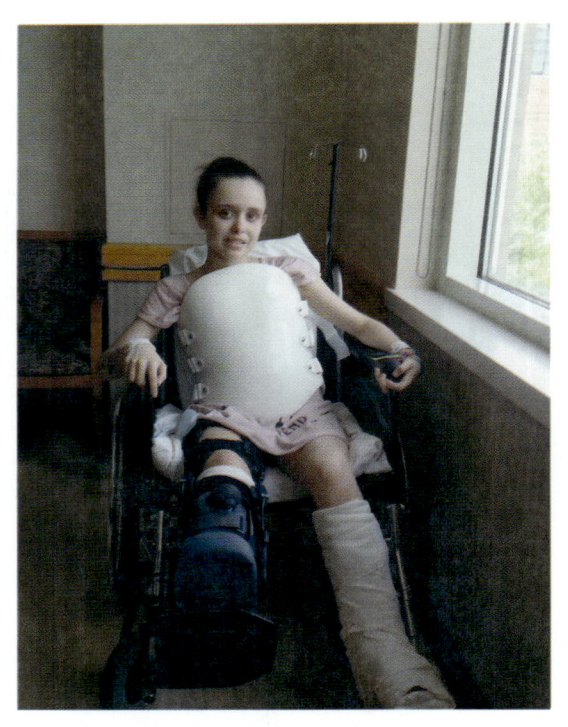

O sorriso forçado foi preciso também.

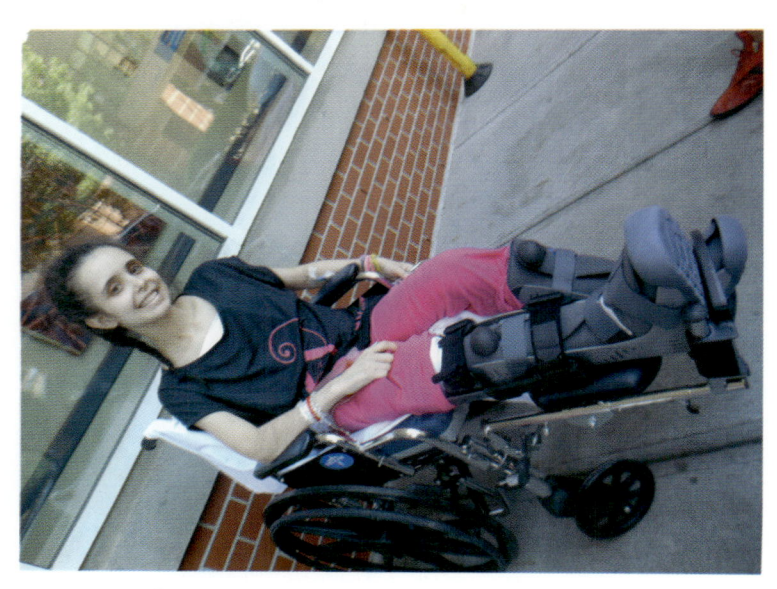

O sorriso amarelado, tentando disfarçar a dor.

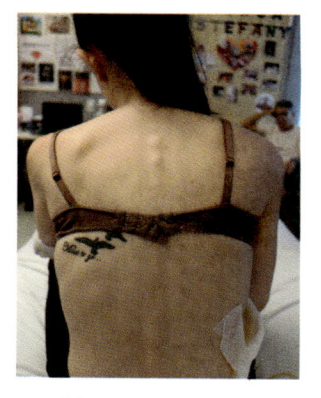

Magreza extrema.

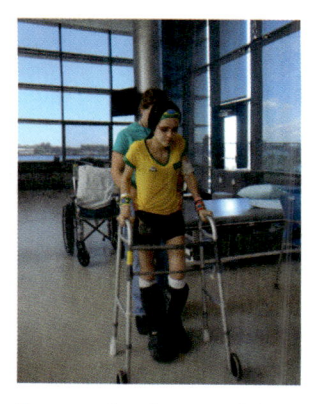

Reaprendendo a caminhar.

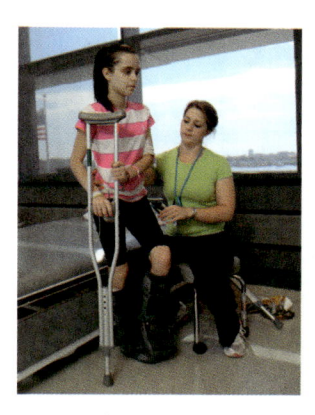

Aprendendo a caminhar com muletas.

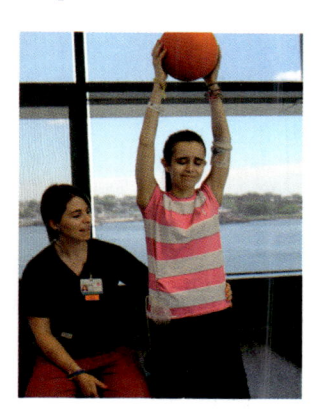

Evoluções vagarosas...

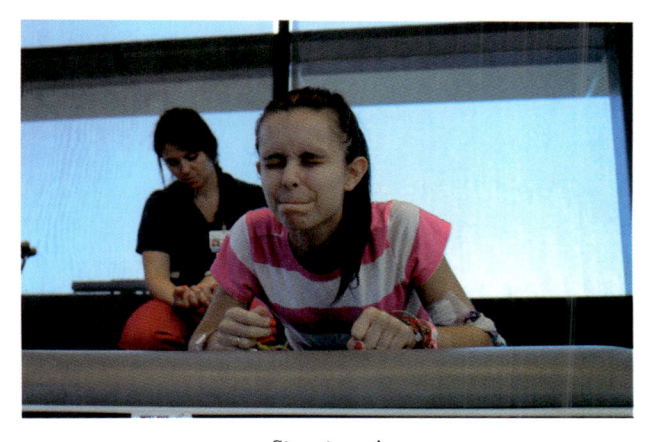

Stay strong!

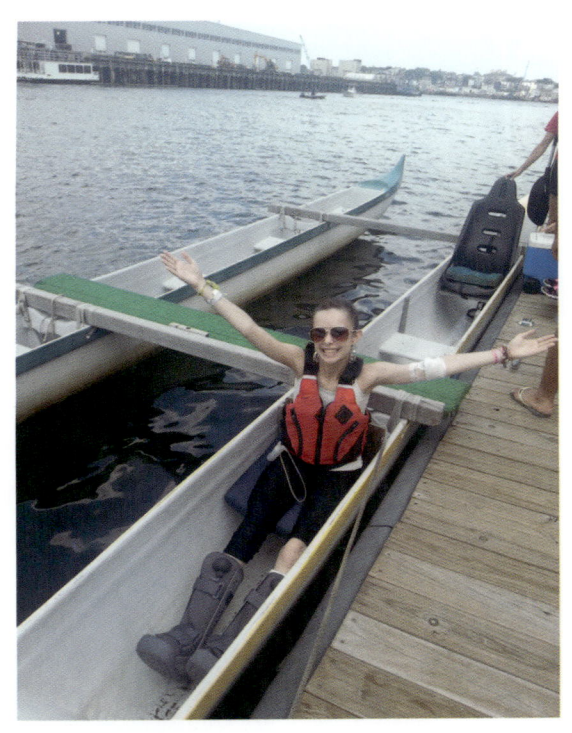

Centro de Reabilitação Spaulding — Boston, Massachusetts.

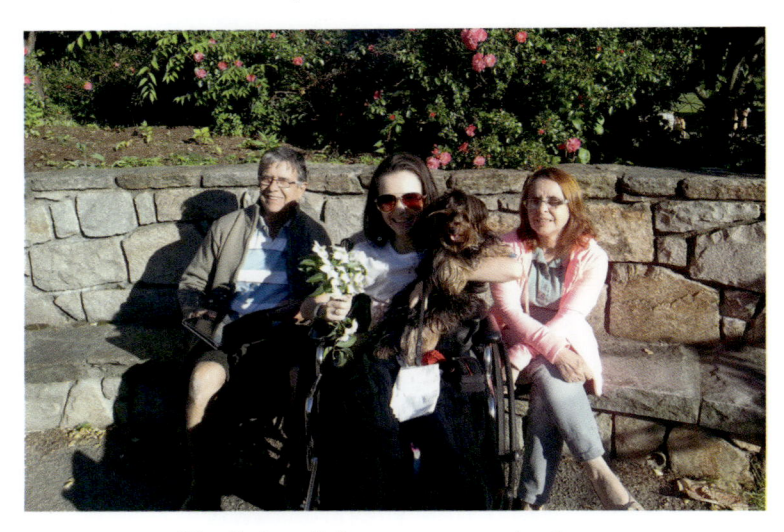

Pós alta hospitalar, com meus pais e Luna.

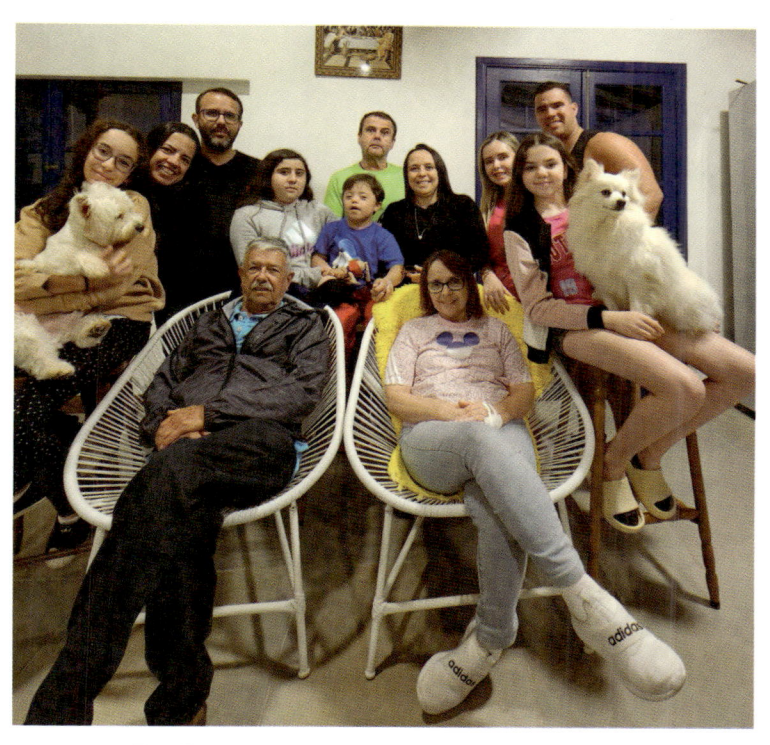

Família reunida em Secretário, Petrópolis, 2024.

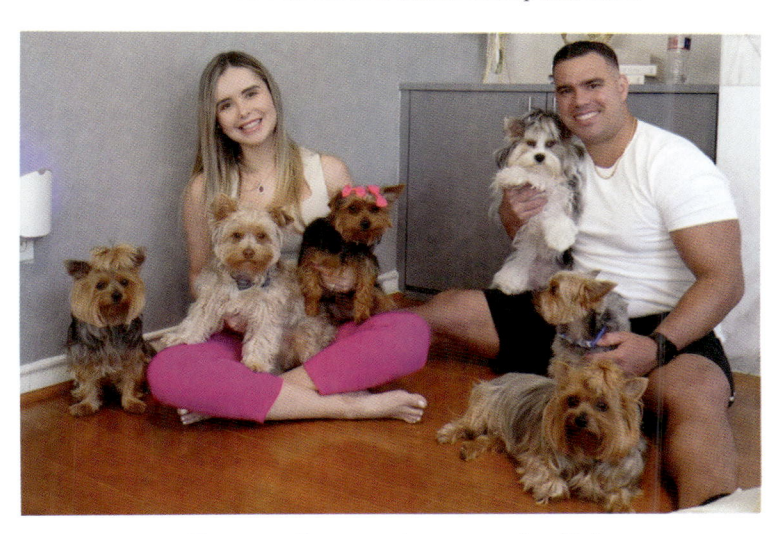

Nossos melhores amigos, nossa família!

Noronha, 2024.

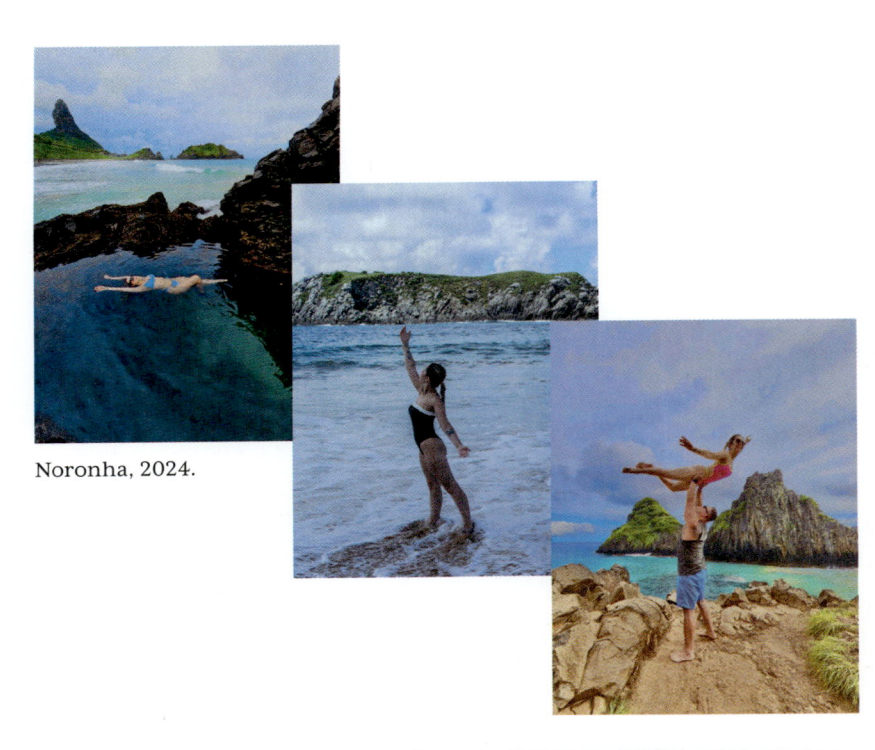

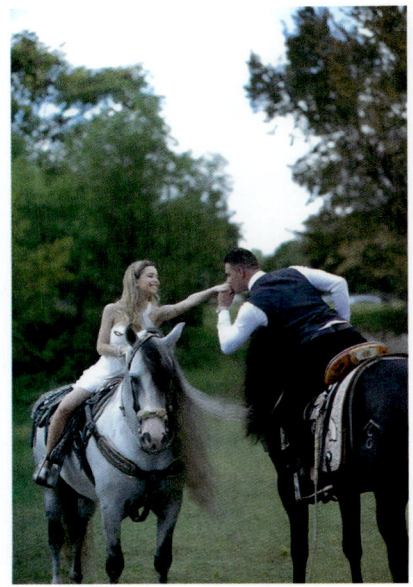

Casando com o amor da
minha vida, em 2016.

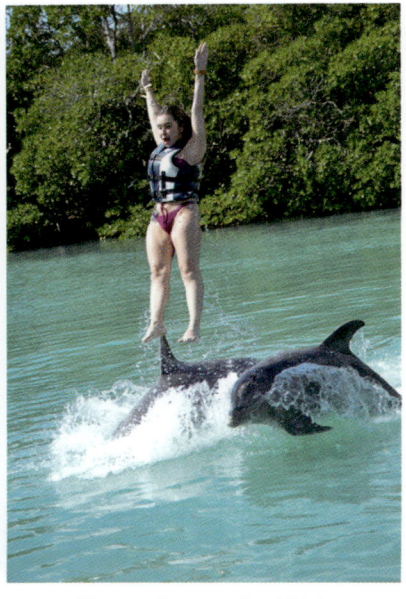

Vencendo o medo, 2024.

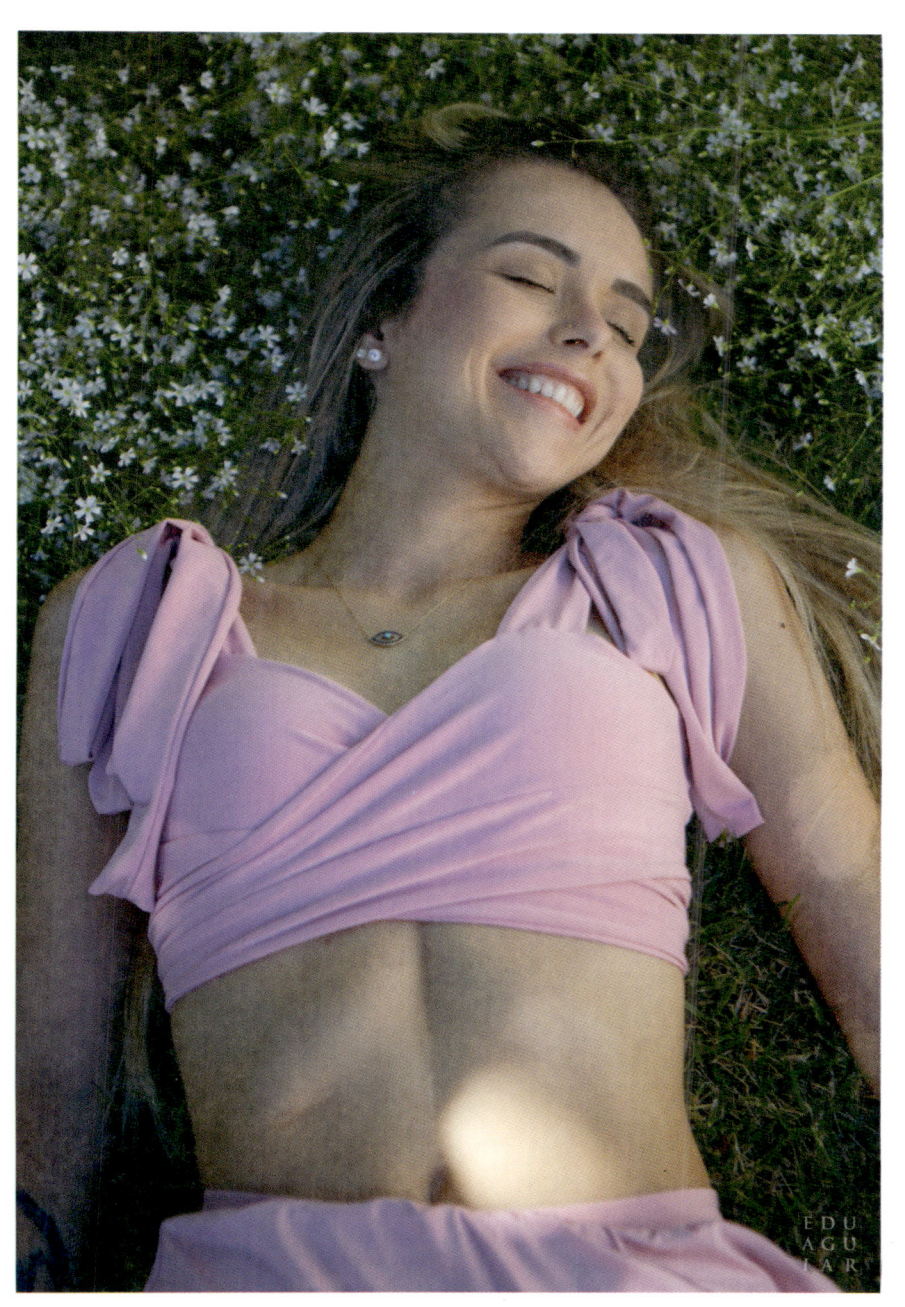

Cicatrizes que viraram minha história.

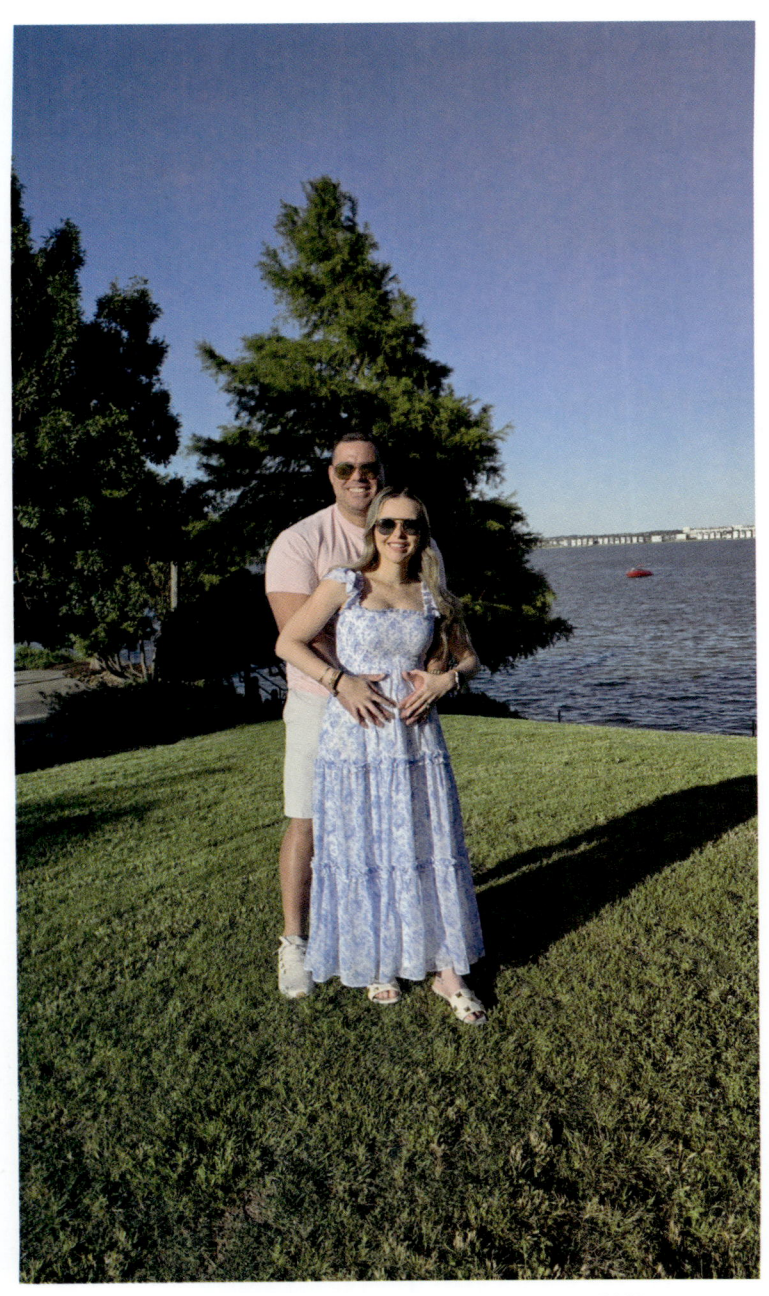

Vivendo os sonhos que Deus tem para mim, 2025.

Eu assisto a esse vídeo de vez em quando. Vejo os olhares de minha mãe, tão feliz em me ver. Vejo a mim mesma cinco meses antes do acidente, o brilho no meu olhar.

Eu não costumava falar muito sobre a vida no trem para meus pais, principalmente para não preocupar a minha mãe, mas, a partir da visita deles, não tinha mais como esconder a realidade daquela vida.

Antes de ir embora, meu pai me fez um apelo:

— Filha, vamos voltar. Vem embora com a gente.

Para ele, não fazia sentido que eu gostasse de viver daquele jeito, aquela vida difícil. Já eu, estava nas nuvens. Ele não tinha como entender que aquela era a realização do meu sonho. Quando perguntou o motivo de eu querer tanto ficar, respondi:

— São os aplausos, pai.

O que vivi no circo, apesar de ter sido por tão pouco tempo, foi mágico. Faço questão de deixar isso claro para todos, sempre. Vivi o sonho de uma menina que fez seu aniversário de 18 anos na estrada, entre espetáculos.

Poder dançar em performances fantásticas, músicas coreografadas especificamente para aquela história que estávamos contando à plateia, ouvir os aplausos, murmúrios de surpresa e estarrecimento diante dos atos deslumbrantes que fazíamos, conviver com os animais, com pessoas de diversos talentos, nacionalidades e culturas... aquilo foi um sonho. Foi uma época de muito suor, dores musculares, exaustão física e, às vezes, mental; mas sou, até hoje, grata por cada dia que vivi no circo.

Edson, meu amigo do Grupo Cultural de Dança, conta: "Encontrei a Stefany na Times Square, em 2013, quando ela estava perto de Nova Iorque e a gente, em vez de comer num restaurante americano, foi comer churrasco. Foi a última vez em que a vi antes do acidente. Nesse encontro, ela me contou que faria o show do hair--hanging e seria como uma promoção dentro do circo. Ela teria um quarto só para si. Estava superanimada, dizendo 'Eu tô me sentindo tão artista!'. Ela me mostrou o couro cabeludo cheio de feridas e disse: 'Mas é que nem sapatilha de ponta. No começo dói, mas, depois, não vai doer mais'. Ela me pediu para ver o espetáculo e a gente ficou nisso, se falando de vez em quando, combinando para eu ver o show".

As pessoas podem até pensar que o que aconteceu é suficiente para eu me arrepender, para concluir que essa magia me custou caro. A verdade é que eu faria tudo de novo.

Mesmo sabendo do que estava por vir — as dores, a parada cardíaca, o sofrimento, as batalhas judiciais, as crises financeiras, cicatrizes enormes e sequelas que me acompanharão para sempre —, eu faria tudo de novo.

Até o final deste livro, espero que você entenda o porquê.

Capítulo 10
Vamos para casa, filha

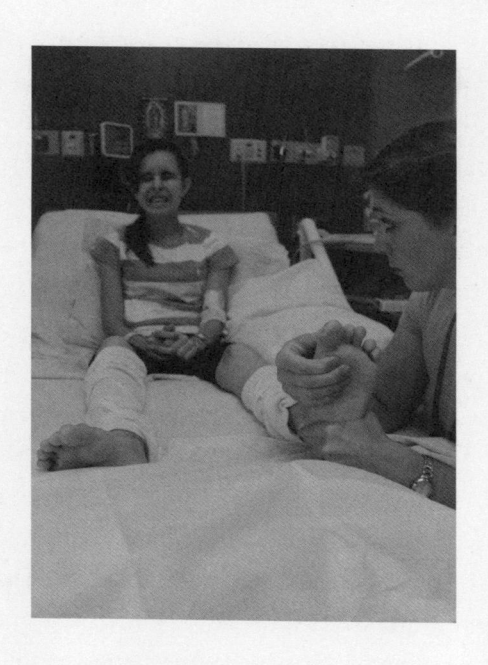

A segunda etapa da minha recuperação aconteceu no Spaulding. Esse foi o momento em que parei de olhar para trás e comecei a focar no futuro, que estava anuviado. Eu não conseguia ter noção do que me esperava e a fisioterapia, além de dolorida, era exaustiva e progredia muito devagar.

Por um lado, havia o alívio de estar num lugar melhor, mais bonito, mais preparado para minha nova fase. Havia a consciência de que eu não estava mais correndo risco de vida; mas, quando parei de me preocupar com a morte, fui forçada a ter que lidar com a vida — e ela não era nada do que eu havia sonhado.

Nosso primeiro dia lá coincidiu com o aniversário do meu irmão, 19 de junho. Foi um dia muito agitado, pois tudo era novo: os médicos, enfermeiras, auxiliares e fisioterapeutas. Fui encaminhada para mais exames, como o de sangue e um ultrassom das pernas. Depois, fomos levados para um tour no hospital e, em seguida, minha mãe conseguiu ir para o hotel novo, para tomar um merecido banho. O melhor momento do dia foi reencontrar as meninas. Foi bastante emocionante.

Eu sabia que não era só para mim que as coisas estavam sendo difíceis. Meu irmão correu um sério risco de perder o emprego, quando largou tudo para ficar comigo no hospital. Ele teve muitas despesas com a viagem e precisou compensar os dias de trabalho que havia perdido. Minha irmã estava tendo que se virar sozinha com as filhas, que costumavam ficar com a minha mãe para que ela pudesse trabalhar. Ela largou a própria casa e mudou-se para a de minha mãe. Precisou colocar minhas sobrinhas na creche e elas sentiam muita falta da avó. O pior era que minha mãe nem tinha uma resposta quando as meninas perguntavam quando ela voltaria.

Estar ciente dos problemas que todos estavam passando serviu como combustível para a raiva que eu estava começando a sentir. Sabe, a proposta deste livro nunca foi me fazer parecer perfeita. Nunca fui perfeita. Sou humana e não vou fingir que aguentei tudo com um sorriso no rosto. Eu era jovem e estava quebrada — na alma, no corpo, nos sonhos e perspectivas para o futuro.

Faço questão de falar sobre esse período de rebeldia, porque ele também faz parte da minha história.

Tomei meu primeiro banho de verdade em 47 dias. Ernesto precisou ir para Miami, para cuidar da documentação da residência dele. Fomos convidadas a ir ver o Cirque du Soleil.

O Cirque é um espetáculo incrível, sonho de qualquer artista. Eles foram muito responsáveis e delicados conosco, prepararam toda a logística para nos receber e nos colocaram lá dentro antes do público, acomodaram todas as cadeiras de rodas na frente do palco.

O público olhava muito para nós. Algumas pessoas paravam para dar alguma mensagem de força, outras pediam foto das "meninas-milagre". Durante o show, os artistas fizeram homenagens a nós. Eles se emocionaram ao nos ver nas cadeiras de rodas, como qualquer artista ficaria ao ver nossa situação, por ser tão fácil colocar-se no nosso lugar. Afinal, qualquer um que trabalha nesse meio está exposto ao risco de se machucar. Confesso que chorei bastante no show. O ambiente do palco é o lugar do meu coração e senti saudades de estar fazendo o que amo.

Quando acabou, saímos por último e fomos conduzidos a uma rua fechada, onde nos colocaram em linha reta e todos os artistas do Cirque fizeram uma fila para cumprimentar a todas nós, uma por uma, estimando melhoras, dizendo serem fãs da nossa força, tirando fotos e nos dando flores. Foi um momento dolorido e bonito, que trouxe à tona muitos sentimentos conflitantes.

No Spaulding, pelo janelão do quarto, a vista era maravilhosa. Eu conseguia ver o mar, o céu, o Sol, os barcos, lanchas, cargueiros e uma ponte que abria para que os navios passassem. Era uma paisagem que facilitava a nostalgia.

No meu primeiro domingo lá, como não havia fisioterapia, pude ir até o hotel onde minha mãe estava hospedada e reencontrei a Luna. Meu Deus, que encontro emocionante. A festa que a minha pequena fez! Outro momento que minha mãe conseguiu eternizar no invencível caderninho:

> Luna chorava e gritava ao ver a Stefany e Teté chorava de emoção de estar com a Luna. Tenho certeza de que a Luna vai ajudar muito nos próximos desafios que minha filhota vai ter. Será uma protetora fiel e excelente ajudante emocional. Fomos dar uma volta no parque que fica ao lado do hotel; muito lindo, muito verde. Ela ficou na cadeira de rodas, com a Luna no colo. Foram também as outras meninas e seus cachorrinhos. Foi uma farra, tiraram fotos... Um maravilhoso fim de semana.

A fisioterapia doía muito. Para todas as meninas. Às vezes, uma estava lá, com os músculos em frangalhos, ouvindo a amiga ao lado chorando de dor. Uma delas tinha um filho de apenas 2 anos e precisava voltar a andar para cuidar dele. Também conheci outras pessoas que estavam na reabilitação, que não faziam parte do circo. Entre elas, uma moça que havia tentado se suicidar e ficara com sequelas. Essas histórias me faziam refletir sobre a vida. Foi um momento de muita reflexão.

Um representante da empresa responsável por fornecer apoio a nós depois do acidente esteve no hotel para conversar. Os maridos e namorados das meninas receberam a mensagem clara de que ou voltavam para trabalhar, ou não receberiam seus salários. Eram homens que, como Ernesto, haviam abandonado tudo para cuidar de nós. Também cancelaram a renovação dos cartões de auxílio para os familiares, que serviam como ajuda de custo para comerem e se locomoverem, por exemplo.

No Spaulding, havia um apartamento montado com cozinha, banheiro e quarto, para nos ensinar a ter independência, apesar de nossas limitações individuais. Ao aprender a cozinhar em uma cadeira de rodas, a lavar louça, ir para o quarto, preparar-nos para dormir, ir ao banheiro, tomar banho e nos vestir, estávamos nos preparando para nosso futuro cheio de limitações, e aquilo era triste para mim.

Eu piorava. Sentia dores fortíssimas no intestino, não queria comer, enrolava para fazer tudo. Sei que estava sendo difícil e não era justo com minha mãe, mas eu não conseguia agir de outra forma.

Encontrei um trecho do diário de minha mãe que ilustra como as coisas estavam sendo para ela, também:

> *No final da terapia ocupacional, eu e a Stefany jogamos bola de mão uma para outra (sem pés, jogava de mão para mão). Aí, pensei que nunca tinha jogado bola com ela, não que eu me lembrasse. Aliás, acho que nunca joguei bola com os outros dois filhos, também. Será que deixei de fazer muita coisa com meus filhos? Só sei que minha vida foi dedicada a eles, a minha família; era cuidar da casa, cozinhar, lavar, passar, cuidar dos filhos, levar nas atividades etc. O tempo*

passou, eles cresceram, casaram e foram embora... Agora eu curto minhas netinhas e faço muita coisa que, quando mãe, não deu para fazer. Aproveito o tempo com elas.

No dia 11 de julho, tivemos que viajar até Rhode Island, para o primeiro hospital, para uma bateria de exames. Definiram que eu já poderia tirar a bota e usar tênis na perna direita. Começariam a colocar um pouco de peso, no máximo 10 quilos, na perna esquerda, que teria que continuar com a bota. Meu pé estava cicatrizando, mas me faltava massa e músculos. Disseram que, caso cicatrizasse bem, em um ano eu poderia tirar os parafusos e a placa, mas o médico recomendou que eu os deixasse. Ele também disse que eu teria limitações no pé esquerdo. Fomos ao terceiro andar, onde reencontrei algumas enfermeiras, técnicas e fisioterapeutas que haviam cuidado de mim e para quem entreguei cartões assinados de agradecimento.

* * *

Naqueles dias, minha conexão com a Luna ficou ainda mais forte. Ela se transformou numa cachorrinha treinada para cuidar de mim. Naquele nosso primeiro encontro, me ver no estado em que eu estava foi muito assustador para ela. Ela chorou muito, agiu de maneira agitada, angustiada. Aos poucos, foi entendendo que alguma coisa séria tinha acontecido comigo e passou a cuidar de mim. É estranho explicar isso para quem não viu, mas é algo que todas as pessoas ao meu redor testemunharam. Anos depois, se eu falo "ai, ai" fingindo dor, ela corre para chamar Ernesto, para me socorrer. Uma vez, anos depois, estávamos numa piscina e eu fingi que me afogava, brincando com Ernesto. Ela, que odiava água, pulou na piscina e nadou até mim.

As pequenas saídas permitidas pelo hospital me ajudaram muito. Assim como na minha infância e adolescência, minha vida era fazer exercícios. Se, antes, eu passava meu dia dançando e praticando, naquele ponto eram os exercícios de fisioterapia, doloridos e emocionalmente exaustivos. Poder passear um pouco, ficar com a Luna e ver o mundo me ajudou a sobreviver.

Cada menina lá dentro estava vivendo seu próprio drama pessoal, suas dificuldades, suas conquistas. Elas tinham suas famílias e complicações particulares, também.

Diário de minha mãe:

> *Julissa, ontem, ficou triste. Vai ter sequelas na perna. Parece que vai precisar usar órtese para sempre. A Stefany também vai usar a órtese, mas não será para sempre. Vick terá problemas para movimentar o pescoço, como olhar para cima, por exemplo. Ela também não poderá mais trabalhar, limitações. As sequelas estão começando a aparecer para todas.*

Julissa chorava de saudades do filho pequeno. Todas estavam tendo suas vidas transformadas para sempre.

A vida continuou. Passei outro 4 de julho no hospital, meu segundo. Vi a Copa do Mundo lá, com uma camisa do Brasil. Meu médico me zoou quando rolou o 7x1. As pessoas seguiam suas vidas. Eu chorava, sem saber por que estava chorando.

* * *

No ano anterior, 2013, o circo tinha feito muitos shows no México, uma época muito boa para nós. Eu e outra menina do grupo visitamos a Catedral da Nossa Senhora de Guadalupe, a padroeira do México. Tendo sido criada num lar cristão, senti uma conexão ali. Foi marcante para mim.

Nos Estados Unidos, você também acaba vivendo um pouco da cultura latina — víamos TV latina, por exemplo. Eu me lembro de um programa chamado *La Rosa de Guadalupe*, que contava de maneira dramatizada as histórias de milagres que haviam ocorrido com pessoas que tinham feito pedidos para a Rosa de Guadalupe.

A história da Rosa de Guadalupe é que você precisa de uma rosa branca para fazer seu pedido para uma causa muito difícil, pedindo um milagre mesmo e, segundo as crenças, esses milagres podem acontecer.

Nessa época de incerteza, com o dreno, de não saber se teria uma piora no meu quadro, o marido de uma das meninas que tinha ido até a Catedral comigo me deu uma rosa branca, botou no meu quarto e rezou. Minha mãe pediu para a Rosa que eu ficasse boa daquela questão do dreno, que podia levar muito tempo para ser tirado.

Geralmente as rosas murcham em poucos dias. Uma semana se passou e aquela rosa ainda estava lá, intacta, radiante, como se fosse novinha em folha. O pessoal do hospital começou a achar estranho. Os médicos nos acusavam de estar trocando a rosa escondido, porque se passavam os dias e ela não murchava nem um pouquinho. Continuamos as orações para Nossa Senhora de Guadalupe.

A verdade é que, na época, meus pais rezavam para todos os santos. Eu me lembro dos dois rezando em espanhol uma novena que o pai de uma das meninas havia passado. Apesar de ser algo sério, também teve seu lado engraçado: eles rezando em um espanhol meio errado. Era proibido acender vela no hospital, mas ela fazia escondido, parecia criança. Se houvesse oração para o Harry Potter, tenho certeza que meus pais teriam feito também.

Chegou ao ponto em que pude ir para casa, apesar de ter que voltar ao hospital todos os dias, para fazer as fisioterapias. Certo dia, eu estava no hotel, tomando banho e, do nada, meu dreno saiu. A rosa secou imediatamente, depois de vinte dias inteiros sem murchar. Guardo essa rosa num saquinho até hoje.

Eu havia ficado 45 dias no Spaulding. Tive muitas "primeiras vezes", cada uma representando uma pequena vitória. O primeiro banho, a primeira vez em que consegui fazer tal movimento, essas coisas. Começamos a falar sobre o futuro. O que eu iria fazer ao sair dali?

Quando fui para o hotel, meu pai já tinha voltado para o Brasil. Éramos só minha mãe e eu. Outra dificuldade foi não ter um lar, um espaço só meu. Imagina todas as coisas que são suas, sua escova de cabelo, suas roupas, seus cadernos, seus pertences; tudo isso estava encaixotado. Nada mais servia em mim. Eu morava num quarto de hotel, sem minhas referências. Algumas coisas minhas haviam sumido, provavelmente tinham sido furtadas do meu quarto no trem. Eu tinha que comprar dois pares de tênis do mesmo modelo e tamanhos diferentes, porque meu pé com a órtese era maior do que o outro. Para tomar banho, levava um tempão e havia todo um preparo, para colocar uma cadeira dentro da banheira para que eu pudesse me banhar.

Naturalmente, meus pais queriam que eu voltasse para o Brasil. "Vamos para casa, filha".

Eu sabia que, se voltasse, voltaria a ser uma criança. Era fácil demais, cômodo demais para mim. Teria sempre tudo do meu jeito, não precisaria correr atrás de nada, fazer nada sozinha. Minha mãe queria me proteger, e eu entendo e agradeço imensamente a ela por isso, mas não podia deixar acontecer. Tive que tomar decisões difíceis... e disse não. Decidi ficar.

Optamos por ir para o Texas, para ficar perto de uma das meninas, perto de quem falava português.

Helena tem uma lembrança de quando foi me visitar no Texas, na casa de uma família com quem fiquei por um tempo:

"Uma das coisas que fica na minha cabeça é o 'e se?'. Eu fico me perguntando 'e se eu tivesse ido para o azul e não para o vermelho, por exemplo?'. Foi um sentimento que lembro que me veio. Não consegui ir vê-la no hospital, as cidades eram muito distantes, mas, em algum momento, minha unidade estava no Texas e a Stefany já estava lá.

"Já fazia uns três ou quatro meses do acidente e ela ainda estava muito debilitada. Eu me lembro que ela foi mostrando as cicatrizes e explicando o que cada uma representava. Aquilo me deu um mal-estar absurdo, porque a gente se coloca no lugar do outro. Quase senti a dor no meu corpo enquanto ela falava. Pedi para sair e tomar um ar. Fui lá para fora e vi tudo preto. Por sorte, o Ruslam foi atrás de mim, porque eu desmaiei. Foi a única vez em que desmaiei na vida. Para você ver como foi forte e me afetou. Foi muito rápido, fiquei apagada só uns dez segundos, mas lembro de acordar no colo dele, com ele me levando para a sala. Eu dizia 'Não, não, tá tudo bem...'. Me deram água. Aquele desmaio foi provocado pelo emocional.

"Hoje sou da área da saúde e, quando vejo as pessoas em problemas extremos, consigo ter uma noção do que elas passaram. O acidente me ensinou e reformulou a minha visão. Estar hospitalizado é uma situação de extrema vulnerabilidade, em que as pessoas são invadidas o tempo todo e isso mexe muito com a cabeça delas. Não sei se a Stefany tem dimensão da paciência que teve; com o próprio corpo, a cura dele, todo o processo. Ela é muito resiliente, mas, principalmente, paciente".

Uma época difícil foi quando passou um ano e meio do acidente e meus amigos começaram a se formar. Eu pensava *Cara, a vida segue, continua*. As pessoas se formam, viajam, casam, seguem suas carreiras, mas a minha vida não seguia. Eu tinha voltado à estaca zero.

Algumas pessoas acham que balé não é profissão, apesar de anos e anos de treinamento, testes, provas, competições, workshops e dedicação. Eu havia treinado e praticado dança a vida inteira, desde criancinha, para poder viver dela para sempre, e essa possibilidade havia sido tirada de mim.

Os anos seguintes não foram fáceis. Ernesto teve que trabalhar muito, porque eu não podia. Ele arranjou um emprego no Medieval Times, restaurante bem famoso nos Estados Unidos que simula um espetáculo medieval com justas, comida e roupas típicas.

Numa dessas apresentações, eu lembro que queria fazer algo especial para ele. Estava assistindo e ele se aproximou, e eu dei um passo, descendo um degrau de escada — algo impensável para mim na época. Quando ele viu aquilo, imediatamente se desmanchou em lágrimas, deixando até a plateia confusa. Foi assim que fomos vivendo, um dia de cada vez, atravessando obstáculos que eu ainda não estou pronta para dividir. Chegamos a ser despejados de um dos apartamentos em que morávamos, eu de cadeira de rodas, nossos pertences sendo retirados e colocados do lado de fora...

Ficar nos Estados Unidos foi uma batalha, e eu não estaria aqui hoje se não fosse pelo homem que abriu mão da carreira por mim. Sendo sincera, nem sei se conseguiria ter feito o que Ernesto fez. Doeu muito nele. Era a vida dele, uma pessoa que se dedicara ao circo desde criança. Tenho a lembrança bonita de quando ele me pediu em casamento, pouco antes do acidente. Estávamos em Newark e ele fez o pedido num restaurante, com uma declaração. Antes da queda, eu estava vivendo um filme que acabou em três segundos. Hoje, sinto que esse sentimento dos primeiros dias foi restaurado. Depois de tudo, sinto que ainda estamos no nosso filme.

Letícia me conheceu em Dallas. Ela tem recordações dessa época: "De cara, a gente ficou amiga. Ela foi muito acolhedora. Tenho uma lembrança de seu aniversário. Ela estava muito feliz e esqueceu que tinha limites. Do nada, deu um salto de felicidade. O Ernesto começou a chorar. Ela acordava e ficava bastante tempo deitada, porque levava um tempo para o corpo se acostumar. Antes de eu conhecer a história toda e ela se abrir mais, e contar tudo o que tinha acontecido, eu tinha menos noção".

Eu corria com Ernesto o mesmo risco que correra com os meus pais: de me acomodar, então insistia em fazer tudo o que podia, para me forçar a me movimentar e ir vencendo os obstáculos; mesmo com dor, mesmo que demorasse ou fosse difícil. Essa é outra lembrança que Letícia tem: "Geralmente os casais brigam porque um não quer fazer o serviço de casa. A Stefany e o Ernesto são o oposto. Os dois querem fazer. Ela faz muita questão de fazer as coisas e ele quer poupá-la disso. Ela teria todos os respaldos possíveis para depender de remédio para sempre e, sozinha, decidiu tirar o remédio da sua vida. Ela sempre se desafia para ir além, mesmo que seu além seja mais do que o da maioria das pessoas".

Ela tem razão. Tomar opioides por tanto tempo acabou me viciando. Eram remédios mágicos, que neutralizavam toda aquela dor, mas eu não podia viver assim, dependendo de algo para conseguir aguentar minha rotina. Ir livrando-me aos poucos dos remédios foi outra batalha que precisei lutar.

Outra grande amiga do balé que me visitou depois do acidente foi Lara. "Só caiu minha ficha quando eu estava lá, com ela. Depois do acidente, passei um tempo com a Stefany e lembro de quando ela me mostrou a roupa do acidente manchada de sangue. Fiquei muito chocada. Convivendo com ela, vi os remédios, as dores, a dificuldade para andar e fazer tudo. Não foi fácil", relembra.

Capítulo 11
Antes que a cortina se feche

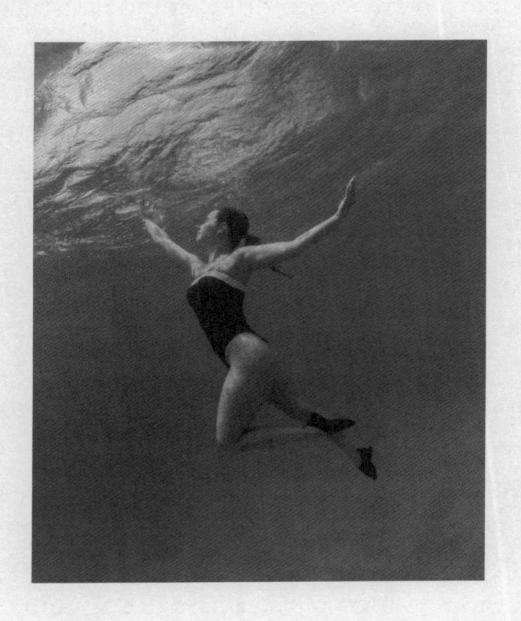

Em dezembro de 2024, terminei de escrever este livro. Dias antes, estava no Brasil, na casa dos meus pais, fazendo uma visita. Acabei abrindo umas caixas de fotos antigas e encontrando o convite para meu aniversário de 15 anos. Achei tão curioso que eu sempre tenha gostado de ser diferente e querido colocar uma frase no convite; uma frase que não tinha nada a ver com uma menina de 15 anos: "A vida é uma peça de teatro que não permite ensaios. Por isso, cante, chore, dance, ria e viva intensamente, antes que a cortina se feche e a peça termine sem aplausos".

Apesar de ser clichê, não é verdade? De tudo o que vivi, nenhuma frase resumiu melhor a experiência humana para mim do que "a dor é vida". Recentemente, numa palestra em Houston, soltei essa frase, lembrando do dia em que minha mãe me falou isso no hospital e vi algo se acender nos olhares da plateia, as cabeças assentindo, murmúrios dizendo "sim", porque é isso. Imagine uma vida sem dor alguma; sem dor física, sem dor emocional... Como seria essa vida? O que se aprenderia nela? Que graça ela teria?

Como saberíamos reconhecer e saborear a vitória sem ter passado por derrotas? Não, não quero uma vida sem dor, de jeito nenhum. O acidente me deixou muitas marcas e sequelas, mas eu sobrevivi e me tornei uma pessoa melhor e mais feliz. Nas palavras de Jaqueline: "A gente se conheceu numa aventura, numa vida louca de circo. Eu havia recentemente removido um nódulo do seio e achava que minha vida tinha acabado. Ela apareceu para me dar conforto na época em que eu não podia falar muito com meus pais, em que estava sozinha. Conheci uma bonequinha frágil, que parecia que ia quebrar a qualquer momento, mas a Stefany não quebra. Podem tentar, mas ela não quebra".

Thaís relata:

"Como essa experiência me afetou? Um aprendizado que tive é que é preciso ousar, apesar das consequências. Quando a gente aprende com as experiências dos outros, naturalmente trazemos para as coisas que a gente não tem ou não fez. Não estou falando que valeu a pena passar por isso, mas é só ousando, fazendo, que vamos poder decidir se faríamos de novo ou não. É só assim que temos histórias para contar. É só ousando, bancando nossas escolhas, saindo da zona de conforto que vivemos. Quando eu era mais nova, a minha vida inteira se resumia ao problema que eu tinha. A história da Stefany me ensinou a ter calma, porque vai passar; calma, porque vai melhorar. E aprendi que, apesar dos pesares, dinheiro não é tudo. Às vezes, penso em qual foi o dia mais feliz da minha vida e, nesse dia, quanto dinheiro eu tinha no banco? A verdade é que não sei quanto eu tinha, porque não fazia a menor diferença.

"Quem vê a Stefany hoje acha que, só porque ela tem uma vida confortável em alguns sentidos, é confortável em todos. Eu, como amiga íntima, que acompanho suas sequelas e suas dificuldades, sei que não é assim. Não existe reparação para o que ela passou. A Stefany é força, luz e resistência. A maioria de nós, seus amigos, não tinha perdido alguém. Ela acendeu um farol para todos nós ao seu redor, sobre a brevidade da vida, a fragilidade do ser humano e da nossa existência neste plano".

"Ela foi forçada a crescer muito. Hoje, ela tem a mente de uma mulher muito madura, apesar de ser jovem. Quando a vejo fazendo academia, penso *Incrível*. Ela é um exemplo de superação e força. Cada cicatriz representa uma vitória, uma batalha vencida. Hoje, ela diz que não tiraria nenhuma. Temos muitos sonhos para o futuro, mas o principal é ter nossa família, ver nossos filhos crescerem, levá-los à escola, ao esporte. Esse é o sonho", afirma Ernesto.

Pensando no passado, Widny, que é a quinta geração de sua família trabalhando em circo, mas precisou parar devido às sequelas do acidente, diz:

"Eu caminho e faço minhas atividades, mas não sei o que é não ter dor. Nos meus melhores dias, minha dor está em um nível 4 ou 5, então fico feliz; mas tem dias em que o corpo inteiro dói muito. A cabeça também. Mês passado, fiquei com uma dor absurda na coluna e precisei gastar muito dinheiro com fisioterapia e tratamentos para aliviar um pouco. Sempre tenho que tomar remédio, mas, de tudo o que poderia ter acontecido, não é tão ruim.

"Precisei parar de trabalhar no circo, infelizmente. Tenho saudades daquela vida. Tenho saudades do público, dos aplausos por uma performance bem-feita. Tenho saudades de mostrar que o ser humano não tem limites, de mostrar que ele pode fazer qualquer coisa a que se propõe.

"Sinto saudades de dar ao público aqueles minutos de alegria num mundo de caos, de tanta escuridão, incerteza e tristeza. Aqueles cinco minutos que lhes dávamos eram aqueles em que não estavam pensando em fraquezas, fracassos, invejas... Eles simplesmente estavam admirando pessoas que tinham se esforçado para chegar àquele nível de exigência. Sinto falta de passar para as pessoas que tudo é possível. Talvez, aquela pessoa ali, assistindo, estivesse depressiva, triste, pensando em algo ruim e, ao ver o espetáculo, sentisse despertar dentro de si algo bom, uma inspiração ou motivação para seguir adiante; porque, se nós podíamos nos pendurar pelo cabelo e fazer todas aquelas coisas, ela também poderia seguir em frente. Isso era o que me preenchia, o poder de dar esperança para as pessoas. Precisamos de coisas pequenas para ser pessoas melhores: parar de fofocar, parar de querer levar vantagem em cima da dor dos outros. Se todo mundo fizesse o básico, nosso mundo seria muito melhor.

"Sinto falta de tudo isso, mas tento não pensar, porque as saudades são grandes".

Olhando para trás, eu penso no quanto essa história não é só minha. Penso na minha família e em como cada um desempenhou um papel fundamental na minha recuperação; não apenas quem pôde estar lá comigo, no hospital, apesar dos custos emocionais e financeiros, como meus pais e irmão, mas também em minha irmã, que sempre foi uma pessoa de extrema importância na minha vida. Ela carregou o mundo nas costas naquela época, equilibrando filhos pequenos, trabalho, a própria casa e a dos meus pais, animais de estimação, ainda querendo poder largar tudo para me ver pessoalmente.

Como o acidente teve repercussão mundial, a pressão da mídia foi tamanha que alguns familiares precisaram até mudar de hotel para escapar da exposição. Ao mesmo tempo, a tragédia despertou uma onda de solidariedade em pessoas de bom coração, que torciam pela recuperação de todas nós, meninas hospitalizadas.

A mobilização foi imensa: havia um grande número de pessoas enviando apoio, algumas conhecidas, outras completamente desconhecidas. Como realizávamos muitos shows, inclusive matinês em escolas nos Estados Unidos, várias crianças dessas instituições começaram a nos escrever cartas e desenhar para nós. Recebemos caixas repletas de bilhetes e desenhos.

Com a força das redes sociais, esse movimento de apoio ganhou ainda mais visibilidade. Ele ficou simbolizado por uma frase marcante: *"Stay strong, girls"*. Essa mensagem se tornou nosso segundo grito de guerra, amplamente compartilhado nas redes sociais, acompanhado de fotos em que as pessoas seguravam cartazes com essas palavras. O movimento contou com o envolvimento de artistas, não só do Ringling, mas também do Cirque du Soleil. Muitas dessas pessoas, de várias nacionalidades, usaram a hashtag e nos enviaram mensagens de apoio.

Ao longo das semanas, recebemos milhares de fotos e mensagens com essa frase, que chegou a estampar camisetas, as quais vendemos para arrecadar fundos em prol das famílias que estavam enfrentando dificuldades financeiras para estar lá conosco, sem poder trabalhar, muitas vindo de outros países. Até hoje, a frase *Stay strong, girls* permanece como um símbolo de força entre nós, que fizemos tatuagens iguais com esse mantra que simboliza tanta coisa. Muitos de nossos familiares — incluindo Ernesto e minha mãe, que odiava tatuagens — também se juntaram a esse time. Olho meu braço todos os dias e vejo o símbolo do infinito (que também é um oito, simbolizando as oito meninas), entremeado com *Stay strong*.

Outro momento marcante aconteceu em uma fase ainda mais delicada, quando eu estava extremamente debilitada por conta da infecção, lutando pela minha vida. Foi então que a Fabiana, minha cunhada, teve a ideia de criar outro movimento, agora com a frase "Força, Stefany". A campanha tomou proporções enormes e centenas de pessoas começaram a postar fotos com plaquinhas exibindo essa mensagem.

A adesão foi comovente. Até os elefantes do circo seguraram plaquinhas com "Força, Stefany". As minhas sobrinhas e seus coleguinhas de escola também participaram, enviando fotos com mensagens de apoio. Durante essa fase crítica da recuperação, recebi incontáveis imagens e palavras de incentivo. Sei que existem grandes chances de que eu não tivesse resistido sem esse apoio, sem sentir a energia e o poder dele.

Esses dois movimentos — o *Stay strong, girls* e o "Força, Stefany" — foram distintos, mas profundamente conectados. Ambos nasceram do amor, da esperança e da solidariedade, marcando para sempre nossas vidas. Além disso, eles me lembram constantemente de que, mesmo à distância, minha irmã, minha cunhada, meu cunhado e minhas sobrinhas conseguiram impactar minha recuperação de maneira imensurável.

* * *

Qual é o impacto de um acidente desses a longo prazo?

Bem, eu tenho limitações físicas. Os dedos do meu pé esquerdo não se mexem, o que é incompatível com o balé. Tenho limitações no meu fêmur e dores que me impedem de fazer muitos movimentos de dança. Para ser honesta, hoje nem consigo falar que a dança é um hobby, porque não consigo dançar de fato. Há movimentos que consigo fazer com os braços, e executo gestos básicos, mas cheios de expressão.

Amo ouvir música clássica, que me acalma demais. É como se minha mente se conectasse com aquilo que admiro, que amo desde pequena.

Não faço aula de balé. É algo em que teria muita dificuldade. Não conseguiria encontrar o equilíbrio, a cautela necessária e acabaria me ferindo. Penso em um dia voltar a ter aulas em um nível muito básico, mas receio ultrapassar os limites do meu corpo e me causar mais problemas ainda. Como vou controlar algo ao qual sempre me entreguei?

Consegui encontrar na dança a admiração, ver meus vídeos com muito amor, assistir às outras bailarinas e, quando a saudade aperta muito, executo alguns movimentos delicados de braços. O balé não me traz dor. Mantenho minha admiração, meu respeito e meu amor por ele num lugar especial dentro de mim, sem mágoas. Estou bem resolvida com o fato de que não voltarei a dançar balé, apesar de sempre me considerar uma bailarina. Isso eu sempre serei. Nasci bailarina, vou morrer bailarina.

Quando me perguntam se me arrependo de ter ido para o circo, sempre respondo, do fundo do meu coração, que não. De jeito nenhum. Faria tudo de novo, mesmo sabendo onde iria dar, porque eu vivi nos meus termos. Eu arrisquei. Segui meu coração. Eu me parti em mil pedaços, mas catei um por um durante dez anos de recuperação e me montei de novo.

Quanto às cicatrizes que tanto me incomodavam? Hoje, tenho orgulho delas. São como tatuagens, marcas que traduzem que estou viva e, hoje, posso contar a minha história, meu milagre.

Ao me ouvir, a maioria das pessoas se perde nos detalhes. Franzem o cenho, olham com uma expressão de confusão e fazem perguntas do tipo "Mas, peraí, só para eu entender, você ficou quanto tempo no hospital?" ou "Você fez quantas cirurgias?".

Foram mais de dez cirurgias, transfusão de sangue, dezenas de procedimentos invasivos e doloridos, duas paradas cardíacas, infecção generalizada, três meses de hospital, anos de reabilitação — que, mais de uma década depois do acidente, ainda preciso fazer —, além de sequelas sérias, como uma doença arterial.

Naqueles primeiros dias no hospital, depois do acidente, tentaram salvar meu pé esquerdo com uma cirurgia, que não foi suficiente, porque o pé estava "estraçalhado", como disseram. Quando saí do hospital e vim para o Texas para recomeçar minha vida, continuei os tratamentos de fisioterapia, mas ainda precisei reconstruir esse pé, devido à perda óssea. Busquei um ortopedista esportivo especialista em pés, com quem fiz uma cirurgia em 2015 e outra em 2016, uma vez que alguns ossos do meu pé tinham crescido errado. Eu tinha muitas dores ao caminhar e tivemos que reconstruir aos poucos, mudando placas e parafusos de lugar, e transferindo osso do meu calcanhar para o peito do meu pé. Mesmo com esse enxerto ósseo, e devido ao fato de que meu pé, por ser de bailarina, tinha uma sola curvada, eu não consegui recuperar os movimentos dos dedos.

É fácil contabilizar, mas esses números não contam a história toda. É por isso que achei tão importante trazer para estas páginas o que há por trás desses números — a dor de várias famílias, a mobilização de milhares de estranhos e tudo o que mora entre o sorriso de uma menina com purpurina no rosto ao som de aplausos e uma jovem sendo trazida de volta à vida numa maca hospitalar, recusando-se a se entregar; e tudo o que existe entre o pensamento desesperado de "Por que eu? Por que agora, quando eu ainda tinha a vida inteira pela frente?" e a consciência de que fui muito sortuda: Deus foi muito generoso em me permitir chegar ao topo muito nova, para que eu vivenciasse algo que muitas pessoas mais velhas não conseguiram. Não tenho do que reclamar... Eu vivi meu sonho!

Eu me perdoo muito por pensar que minha vida tinha acabado. Não sabia, aos 19 anos, o que sei hoje. Achava que tinha muito tempo para realizar um milhão de sonhos. Muitas vezes, quando sonhamos tão alto, é fácil não conseguir valorizar o tanto que já temos, o que já conquistamos. A gratidão existe, mas ela é um sentimento incompleto, passageiro. Quando estamos presos a um leito hospitalar, debilitados, é muito mais fácil pensar no que perdemos. Eu tinha o direito de pensar assim, de viver essa sensação de perda, de revolta, de luto. Queria continuar naquela carreira. Havia treinado literalmente minha vida inteira para ela. Tinha apetite para a vida, queria aproveitar cada pedacinho dela. Se você parar para pensar, eu voava, dentro e fora do espetáculo. Como se sente um pássaro, tão acostumado a voar, quando ambas as suas asas são quebradas?

A Stefany de 19 anos era uma menina sem medo. Era ela que perguntava a Deus por que esse acidente não podia ter acontecido aos 30 anos, para que ela pudesse, pelo menos, encantar mais públicos, avançar na carreira, deixar um legado; superar-se em sua arte, à qual se dedicara com cada músculo, cada gota de suor e cada lágrima, com nada além de amor como combustível.

Quando tudo o que sente é revolta e sensação de injustiça, você chega no fundo do poço; e, no fundo do poço, você está sozinho. Esse lugar é importantíssimo, porque não há para onde ir senão para cima, para fora, e você precisa sair de lá por suas próprias forças. Você se vê obrigado a ressignificar as coisas porque, no fundo do poço, ainda existe um pouquinho de água para refletir a pessoa que você se tornou e, quando vê que ela está prestes a se transformar em uma pessoa amarga, revoltada e triste, você toma uma decisão. Eu tomei a decisão de crescer, de me impulsionar para fora, de respirar o ar puro mais uma vez.

O primeiro passo dessa transformação foi fazer as pazes com Deus. Foi quando finalmente me dei conta do quanto era abençoada. Essa fase foi de bastante espiritualização, quando comecei a olhar para Deus como um pai muito bondoso, porque Ele me deixou viva, deixou que eu voltasse a andar.

Lembro bem daquele dia, da dor que senti quando me colocaram em pé pela primeira vez. Era a primeira vez em que aquele sangue, depois de meses, voltava a circular. Ele descia, corria pelas minhas veias com vigor. Aquilo ardia. Era a vida ardendo dentro de mim.

Eu precisava olhar para a minha situação com gratidão. Com todos os meus diagnósticos melhorando, meu corpo reagindo, os médicos ficando surpresos, fui obrigada a olhar para minha revolta inicial e enxergar que a verdade não era aquela que eu estava vendo. Eu estava cega de tristeza, mas a verdade era outra. Esse acidente iria acontecer na minha vida. Se não fosse no circo, poderia ser um acidente de carro ou de algum outro tipo, mas acredito que ele aconteceria. Só que poderia acontecer sem que eu tivesse vivido nada. Afinal, quem, com 19 anos, realizou tantos sonhos, conheceu tantos lugares, conheceu seu marido? Quem, com essa idade, chegou ao topo?

Há tantas pessoas no mundo que têm o dobro ou o triplo dessa idade e continuam batalhando para realizar seus sonhos. Sonhos nem sempre dependem só de nós: eles exigem talento, mas também maturidade, oportunidade, sorte, um pouco de tudo, principalmente quando falamos sobre um país com possibilidades limitadas, como o Brasil — especialmente nos meios da dança e do circo.

Deus foi muito bom comigo, porque esse acidente viria uma hora ou outra, mas ele deixou que eu, aos 17 anos, saísse de casa, vivesse minha liberdade, meus sonhos, conhecesse lugares e pessoas; permitiu que eu me aventurasse, fazendo coisas surreais. Poucos têm essa chance.

Quando compreendi isso, consegui entender que, durante todo o tempo, a resposta estava bem na minha frente: Deus me abençoa tanto, me ama tanto que Ele sabia e deixou que eu tivesse o gostinho de cada momento desses. Eu era muito mais abençoada do que vítima.

A dor é uma bênção que Deus envia a seus eleitos. Eu sei que, de primeira, essa frase choca, porque ninguém quer sentir dor, mas dor é vida. Por que digo que a dor é uma bênção enviada aos seus eleitos? Porque, quando Deus manda algo assim, tão grande, quando Ele envia esses desafios que parecem pesados demais para carregar, é por um motivo. É para que possamos aprender e valorizar isso, o que aconteceu conosco. Foi o que fiz e, quando você valoriza a pior coisa que aconteceu com você, percebe que foi uma bênção.

Hoje sou outra pessoa, mas não porque a Stefany de 19 anos fosse uma pessoa ruim — eu era uma menina. Só que decidi aprender e, quando aprendi, esse acidente virou uma bênção, porque me transformei em uma pessoa muito mais espiritualizada, mais resiliente; porque sei que esse acidente não foi o primeiro, não foi o único nem será o último problema da minha vida.

O acidente foi o meu fundo do poço pessoal, mudou a minha forma de levar a vida, de valorizar um bom banho, uma refeição. Tenho mais amor à vida, mais compaixão. Entendo que a vida nunca será linear, que é preciso ter garra para continuar. Diante de uma situação extrema, como a que vivi, algumas pessoas só conseguirão enxergar o lado ruim; só conseguirão pensar no que perderam, que não é justo, que ainda tinham muitas coisas para viver. Esses pensamentos são inevitáveis, são válidos, mas não podem durar para sempre. O próximo passo é transformar isso em algo bom, em uma dança, em uma chance. É uma oportunidade que Deus enviou para que você possa se elevar.

Outra clareza que tive quando passei a enxergar o acidente como uma bênção foi a de que vivi algo extraordinário. Coisa de filme. Viver na estrada, com o circo,

Quer continuar essa conversa comigo?
É só apontar a câmera para o
QR code e acessar meu site oficial!

FONTE Mrs Eaves XL Serif OT, Raleway
PAPEL Pólen Natural 80g/m²
IMPRESSÃO Paym

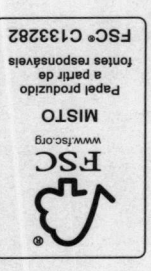